Howard Kent
Yoga leichtgemacht

Howard Kent

YOGA
leichtgemacht

Übungen
für geschwächte,
kranke und ältere
Menschen

Aus dem Englischen übersetzt
von Ulla Schuler

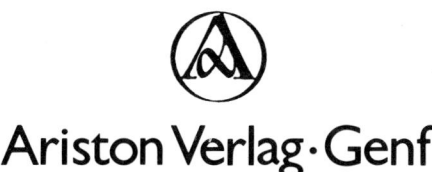

Ariston Verlag · Genf

CIP-Kurztitelaufnahme der Deutschen Bibliothek

> KENT, HOWARD
> Yoga leichtgemacht: Übungen für
> geschwächte, kranke u. ältere Menschen/
> Howard Kent. Aus d. Engl. übers. von
> Ulla Schuler. –
> Erstaufl. – Genf: Ariston Verlag, 1988
> Einheitssacht.: Yoga for the disabled <dt.>
> ISBN 3-7205-1491-9

Die englische Originalausgabe erschien unter dem Titel
»Yoga For The Disabled: A Practical Self-Help Guide
to a Happier Healthier Life.«
bei Thorsons Publishing Group, Wellingborough, UK.

Fotos: Fotostudio Schulz, Eidenberg/Österreich
Gestaltung des Schutzumschlages:
H. + C. Waldvogel, Grafik Design, Zürich
Satz: Klaus Oberhofer & Partner, Reutte/Tirol
Gesamtherstellung: Wiener Verlag, Himberg bei Wien

Erstauflage März 1988
Printed in Austria

ISBN 3-7205-1491-9

INHALT

EINFÜHRUNG

Es dürfte für Sie interessant und hilfreich sein, etwas über die Entstehungsgeschichte dieses Buches zu erfahren. Ich beschäftige mich bereits seit mehr als vierzig Jahren mit Yoga, aber erst in jüngerer Zeit habe ich erkannt, daß *Yoga ganz wesentlich dazu beitragen* kann, die Probleme von *körperlicher Behinderung, Krankheit, Alter* und *Schwäche* zu meistern.

Im Jahr 1970 produzierte ich für das britische Fernsehen eine Sendefolge mit dem Titel »*Gesund durch Yoga*«, die dieses Thema Millionen von Menschen in Großbritannien und in vielen anderen Ländern nahebrachte. Während die Sendereihe ausgestrahlt wurde, erhielt ich Berge von Post. Darunter war auch die Zuschrift einer erfahrenen Physiotherapeutin aus Schottland. Sie schrieb, ihr Interesse am Yoga sei geweckt worden, und sie glaube, es könne Menschen, die an multipler Sklerose leiden, besser helfen als die herkömmliche Physiotherapie. Mit Unterstützung der Zweigstelle der »Gesellschaft für Multiple Sklerose« an ihrem Wohnort rief sie eine kleine Gruppe ins Leben, die einmal wöchentlich zum Üben zusammenkam, und protokollierte gewissenhaft alle Fortschritte, indem sie Muskelfunktionsprüfungen durchführte und die Ergebnisse in Fotos festhielt. Nach drei Monaten war sie überzeugt, daß sie

mit ihrer Einschätzung recht gehabt hatte. Obwohl sie die
Gruppe fortan nicht mehr betreuen konnte, arbeitet diese
immer noch mit großem Erfolg selbständig weiter.

Parallel zu dieser Entwicklung setzte sich zunehmend die
Erkenntnis durch, daß Yoga bei *allen* Arten chronischer
Gesundheitsstörungen hilfreich ist. Die »Gesellschaft für
Multiple Sklerose« zeigte sich von Anfang an interessiert,
und im Rahmen ihrer Aktivitäten wurden weitere Arbeits-
gruppen gebildet. Die Organisation, die ich selbst gegrün-
det habe, beschäftigte damals einen klinischen Psycholo-
gen, der diese Arbeit koordinierte und auf zahlreiche
andere Formen von Behinderung, Krankheit oder altersbe-
dingter Schwächung ausdehnte.

Unserer Organisation wurde der Status der Gemeinnüt-
zigkeit zuerkannt, sie heißt seither »Stiftung GESUND
DURCH YOGA«, und 1978 pachteten wir mit sehr wenig
Geld, aber voller Zuversicht einen herrlichen, riesigen
Landsitz in Bedfordshire, wo wir leben und arbeiten. In
den folgenden sieben Jahren wurden auf *Ickwell Bury* Tausende von Gästen mit allen denkbaren körperlichen Behinderungen aufgenommen. Sie kamen allmählich aus nahezu
allen Ländern der Welt. Während dieser Zeit erwies es sich
immer deutlicher, was Yoga zu leisten vermag. Die Ergebnisse sind überaus ermutigend!

Ich bin kein Arzt, kein Mediziner – damit will ich mich
weder entschuldigen noch wichtigmachen. Wer Yoga praktiziert und sich ernsthaft für die Behindertenproblematik
interessiert, muß sich vor allem gründliches Wissen aneignen, und er braucht Einfühlungsvermögen und gesunden
Menschenverstand. Aus den folgenden Seiten geht hervor,
daß Yoga keine ärztliche Therapie, keine Behandlungswei-
se im klassischen, schulmedizinischen Sinn darstellt. Yoga
bedeutet vielmehr: zu begreifen, wie wir unsere körperlichen und geistig-seelischen Kräfte einsetzen können, um
unsere Behinderungen, Erkrankungen, Unzulänglichkeiten

zu bekämpfen. Kein Problem dieser Art ist rein körperlich oder rein seelisch bedingt, sondern nahezu immer psychosomatisch – das heißt, das komplizierte *Zusammenspiel von Seele und Körper* ist *gestört*.

Bei meiner Arbeit zur Lösung dieser Probleme in den vergangenen Jahren haben mich mehrere Ärzte mit Rat und Tat ganz besonders unterstützt. Namentlich danken möchte ich Herrn Prof. A. ANDREASEN, der uns in unserem Zentrum medizinisch-therapeutisch berät – sein immenses Wissen, seine Weisheit und sein Elan sind ein großer Ansporn; Herrn Dr. DAVID CLARK, dem erfahrenen Psychiater, dessen Fachwissen uns eine unschätzbare Hilfe ist; Frau Dr. BARBARA BROSNAN, die ein Londoner Heim für Behinderte auf der Basis von Yoga leitet und uns inspirierendes Vorbild ist; außerdem Frau Dr. ANN WOLLEY-HART, einer forschenden Medizinerin, die uns enorm geholfen hat, die Bereiche, in denen wissenschaftliche Methoden nützlich sind, gegen jene abzugrenzen, in denen solch methodischer Aufwand bloß Ballast bedeuten würde.

Auch die jeweiligen Mitarbeiter in *Ickwell Bury* haben in hohem Maße meine persönliche Entwicklung und Erfahrung gefördert. Vor allem aber will ich unseren Gästen und Patienten danken, deren Kraft und Mut ich bewundere und die mir ihre Zuneigung und Freundschaft geschenkt haben. Viele von ihnen kamen mit beträchtlichen gesundheitlichen Problemen oder schweren Behinderungen zu uns. Daß ihnen vielfach geholfen werden konnte, ist nicht nur unserer Arbeit, sondern vor allem der vertrauensvollen und aktiven Mitwirkung all dieser Patienten zu danken. Sie haben uns zugleich das Erlebnis von Erfolg und Bestätigung geschenkt und uns dadurch die Gewißheit gegeben, daß wir auf dem richtigen Weg sind und so weitermachen sollten.

Dieses Buch wendet sich an Menschen mit den angesprochenen körperlichen Behinderungen. Es wird Ihnen –

wenn Sie dazugehören – *praktische Hilfe zur Selbsthilfe* zuteil werden lassen. Ich hoffe aber, daß es auch vielen anderen nützen wird, die ein besonderes Interesse an diesem Thema haben, zum Beispiel Yogalehrern, praktischen Ärzten und Personen in medizinischen Assistenzberufen. Ich freue mich immer, wenn ich helfen kann, indem ich Fragen zum Yoga und seinem Nutzen beantworte.

HOWARD KENT
Yoga for Health Foundation
Ickwell Bury, Northill,
Biggleswade, Bedfordshire

ERSTES KAPITEL

Die Idee des Yoga

Das Dilemma des Menschen spiegelt sich in der traurigen Äußerung wider: »Ich wünschte, ich könnte (wäre, hätte) ...« Wir sehnen uns nach geistiger und körperlicher Veränderung, Besserung; doch wir glauben, daß wir sie nicht herbeiführen können, und werden dadurch nur allzuoft gründlich frustriert.

Was *können* wir an unserem Leben verändern? Welche wirklichen Grenzen sind unseren Fähigkeiten gesetzt? Jeder Mensch fühlt, daß er viel mehr erreichen könnte, als er für möglich hält, wenn er bloß wüßte, wie. In diesem Buch geht es um körperliche Behinderung im weitesten Sinne: um die Möglichkeiten, sie zu meistern, aber auch, damit zu leben, wenn Widerstand sinnlos ist.

Derzeit bahnt sich eine Revolution im ärztlichen Denken an, wenn sie auch noch nicht überall zutage tritt. Eine Gruppe von Ärzten stellte kürzlich bei einer Tagung einhellig fest, daß es zumindest theoretisch keine Krankheit gebe, die der menschliche Körper nicht überwinden könnte. Wenn diese zunehmende Einschätzung richtig ist, können wir Begriffe wie »unheilbar« und »degenerativ« vergessen und müssen statt dessen erklären, daß unsere

bisherigen Vorstellungen von Gesundheitsstörung oder
Krankheit falsch waren. Vielmehr sind sie dem oft miß-
brauchten Überbegriff »ganzheitlich« unterzuordnen. Dazu
kommt neuerdings die Vokabel »ökologisch«, die ein neues
Verständnis der Lebensvorgänge ankündigt. Die ganzheitli-
che (holistische) Betrachtungsweise vereint die gegensätzli-
chen Positionen, nach dem Erzähler ROBERT LOUIS STE-
VENSON den »Dr. Jekyll« (das Positive) und den »Mr. Hyde«
(das Negative) in uns, den Zwiespalt unserer menschlichen
Existenz: das »Ich kann nicht« mit dem »Ich will«. Und
sie berücksichtigt sowohl bei der Entstehung als auch bei
der Behandlung und Heilung von Krankheiten Geist, Seele
und Körper und deren Zusammenwirken gleichermaßen.

Wir müssen uns dabei bewußt sein, daß jeder Mensch,
der das Glück hatte, mit gesunden Gliedern zur Welt zu
kommen, bereits ein Wunder vollbracht hat – fast ohne
fremde Hilfe. In den ersten Monaten nach seiner Geburt
ist der Mensch kaum mehr als ein hilfloses, abwechselnd
strampelndes oder schreiendes Bündel. Das Baby liegt, weil
es nur liegen kann. Wenn es auf die Füße gestellt wird,
kippt es um. Sehr bald aber beginnt es zu krabbeln, dann
zu laufen. Allmählich lernt es, nach Gegenständen zu greifen und auf sie zu zeigen. Irgendwann gelingt es ihm, sich
harmonisch zu bewegen und Arme und Beine koordiniert
zu gebrauchen. Wie ist dieses Wunder möglich? Niemand
hat uns diese Dinge gelehrt. Niemand hat uns methodisch
das Laufen beigebracht. Keinem von uns hat die Mutter einen Leitfaden »Richtig gehen leichtgemacht« in die Hand
gedrückt. Unser kleines Ich wußte einfach, daß Laufenler-
nen angesagt war, und es hatte keine Möglichkeit, Zweifel
zu äußern, denn wir konnten noch nicht sprechen, und es
gab kein »Das kann ich nicht« für uns. Und nun stellen
Sie sich vor, Sie müßten sich jetzt, da Sie sprechen und
denken und bewußt lernen können, eine Fertigkeit wie das
Gehen aneignen. »Das geht nicht«, würden Sie ausrufen.

»Das ist unmöglich«, würden die Experten bestätigen. Und folglich würden Sie hinter den Gittern Ihres selbst geschaffenen Gefängnisses sitzenbleiben.

Was kann der Mensch erreichen?

Die Antwort lautet schlicht: Wir wissen es nicht. Doch unsere Aufgabe ist ebenso schlicht, es herauszufinden. Und es hat sich bereits auf vielen Gebieten und an zahllosen Beispielen gezeigt: Der Mensch kann viel bewirken. Seine geistig-seelischen Kräfte, die Macht seines Denkens und seines Unterbewußtseins können erstaunliche Erfolge erringen. Ich habe erlebt, wie Menschen, die von einer schweren Mißbildung wie *Spina bifida* (Spaltwirbel) betroffen waren, lächelnd und mit ruhiger Entschlossenheit jahrelang an sich arbeiteten. Zwar blieb ihnen die *Spina bifida,* aber ihr körperliches Leistungsvermögen wurde ebenso gesteigert wie ihre Freude am Leben. Mit ziemlicher Sicherheit wurde auch ihre Lebenserwartung erhöht. Ich bin Menschen begegnet, deren Erkrankung zu schwerer Allgemeinbehinderung führt, wie bei der multiplen Sklerose, und die ebenfalls lächelnd, still und beharrlich an sich arbeiteten. Langsam, aber sicher überwanden sie im Laufe der Jahre körperliche Handikaps und wurden auch viel zufriedener. Natürlich tritt in zahlreichen Fällen auch eine deutliche Besserung oder sogar anhaltende Symptomfreiheit ein; aber diese ist doch nicht immer die Regel, so daß wir gut beraten sind, uns auch mit der weniger spektakulären, beständigen Besserung zu befassen.

Ähnlich wie manche alternative Ärzte bin ich der Ansicht, daß eben dies geschieht, wenn ein Mensch beginnt, seine wahren Fähigkeiten und Grenzen zu erkennen, und diese Erkenntnis ruhig und unter stetigem Abbau innerer Anspannung anzuwenden lernt. Und sind nicht die Ziele,

die wir aus eigener Kraft erreichen, das Schönste im Leben? Es gibt keine größere Befriedigung. Die Kernfrage ist
nur, wie wir diese Aufgabe anpacken sollen. Dazu müssen
wir wieder zum Säugling zurückkehren. Der Säugling
kannte kein »Wie« und verschwendete keine Zeit mit komplizierten Überlegungen. Er folgte einfach seinem inneren
Antrieb. Wir hingegen werden von Worten, Gedanken, Erinnerungen und Einflüssen beherrscht, die wir nicht so
leicht ausschalten können. Folglich müssen wir diese Faktoren für uns einspannen: Über das klare, logische Denken
müssen wir zu der reinen Intuition zurückfinden, die uns
in der frühesten Kindheit leitete. Hier kommt Yoga ins
Spiel.

Was ist Yoga?

Was *ist* Yoga? Es ist weder Kopfstand noch Nabelschau.
Das Wort stammt aus dem Sanskrit, einer altindischen
Kultursprache, und bedeutete ursprünglich eine anstren-
gende, aufmerksam durchgeführte Arbeit samt den zugehö-
rigen Werkzeugen und Methoden. Später erfuhr der Begriff
eine Sinnverschiebung zu »Bändigen der inneren Natur«,
zu »Integration« oder »Einswerden«. Der Begriff besagt,
daß *wir alle untrennbarer Teil der universalen Lebenskraft*
sind. Es wird immer deutlicher, daß dies keine metaphysi-
sche, sondern *eine wissenschaftlich begründete Feststellung*
ist. Diese Auffassung ist ein wesentlicher Bestandteil spiri-
tueller Lehren. CHRISTUS wird der Ausspruch »Das Reich
Gottes ist in dir« zugeschrieben. Nach der Legende vom
heiligen THOMAS, die nicht in der Bibel steht, soll Christus
sogar gesagt haben, daß Gottes Reich in uns ist und außer
uns – mit anderen Worten: alles durchdringend. Die Frage
nach unserer Identität beantwortet die altindische spirituel-
le Weisheit mit dem Satz: »Ich bin das Eine«, wobei »das

Eine« die universale Kraft meint oder das Göttliche oder wie Sie es benennen mögen. Durch die Jahrhunderte haben die großen Denker ähnliche Vorstellungen auf unterschiedliche Weise formuliert. Vereinfacht bedeutet Yoga, daß wir nicht isoliert, nicht allein sind.

Unser soziales Dasein gründet sich auf eine Reihe von Gemeinschaften. Erste und fundamentale Gemeinschaft ist die Familie. Der natürliche Verband der Familie gibt den einzelnen Mitgliedern ein Gefühl der Stärke und Geborgenheit. Auch im weiteren Rahmen gilt, daß wir auf unsere Nachbarschft, unsere Gemeinde, unsere Stadt, unsere Heimat, unser Land stolz sind und uns damit identifizieren. Sollten wir eines Tages so etwas wie Marsmenschen entdecken, werden wir vermutlich auch eine Weltidentität entwickeln, um uns das Fremde vertraut zu machen. Durch Yoga, die Vorstellung des Einswerdens und Einsseins, drücken wir aus, daß es für diese kollektiven Gefühle keine Grenzen gibt. Sie sind sämtlich Aspekte der universalen Vereinigung. Wir alle sind Teil derselben großen Kraft. Was aber haben diese Überlegungen mit Gesundheit und mit Krankheit und Behinderung zu tun? Die Antwort darauf lautet: alles.

Die Einstellung zum Leben

Unser ganzes Leben wird davon bestimmt, welche Vorstellung, welche *Idee* vom Leben wir haben. Wenn wir zutiefst unsicher sind, wird sich diese Unsicherheit tagtäglich in jeder unserer Handlungen zeigen. Ebenso fördert ein echtes Gefühl von Sicherheit und Geborgenheit unsere Ausgeglichenheit und unser Stehvermögen. Was und wie wir denken und fühlen – das sind wir, und so sind wir. Unsicherheit führt sehr rasch zu Schuldgefühlen, was oft verheerende Folgen hat. Dafür will ich Ihnen drei Beispiele schildern. Es handelt sich in allen drei Fällen um Menschen mit multipler Sklerose.

Als STANLEY acht Jahre alt war, lief er mit seinem Freund JOHNNY über die Straße. Plötzlich schoß ein Auto um die Ecke, erfaßte Johnny und tötete ihn. Stanley war so entsetzt, daß er wegrannte und niemals mit einem Menschen über das Unglück sprach. Seine Schuldgefühle waren so groß, daß er das Ereignis aus seinem Bewußtsein verdrängte. Später, als er die Fünfzig schon überschritten hatte und behindert war, führte ihn ein Therapeut während einer Hypnose in die Vergangenheit zurück, und er erinnerte sich an den Unfall. Er brach in heftiges Weinen aus und fühlte sich danach wie erlöst.

PAUL war ein begabter Taucher. Als ein junger Mann bei ihm tauchen lernen wollte, nahm er ihn mit in flaches Gewässer und wies ihn an, bis ans andere Ende einer Bucht hinter ihm her zu tauchen. Bei dem Manöver verschwand der junge Mann. Als vierundzwanzig Stunden später seine Leiche gefunden wurde, stellte sich heraus, daß er dummerweise, kurz bevor er ins Wasser gegangen war, eine Mahlzeit zu sich genommen hatte. Er hatte sich dann unter Wasser erbrochen und war daran erstickt. Seine Eltern gaben Paul keine Schuld, aber er selbst konnte sich nicht verzeihen, daß der Unfall passiert war und er nichts davon gemerkt hatte.

Als KATHRIN ein kleines Mädchen war, kam ihr auf der Straße ein Mann entgegen und brach vor ihren Augen mit einem Herzinfarkt zusammen. Statt Hilfe herbeizuholen, rannte sie entsetzt davon.

Diese drei Menschen leiden heute an einer multiplen Sklerose. Bei allen drei sind *nur* die Beine betroffen.

Damit behaupte ich natürlich nicht, daß die multiple Sklerose zwangsläufig infolge der Schuldgefühle aufgetreten ist, doch lenkte der Geist die Krankheit in jenen Körperteil, dessentwegen sie sich schuldig fühlten. Paul sprach dies auch wirklich aus: »Ich wollte oft zu den Eltern dieses Jungen gehen und ihnen sagen: ›Hier, sehen Sie mal, was mir passiert ist.‹«

Das Gefühl des Einsseins mit dem Leben würde uns solchen Ereignissen gegenüber nicht gleichgültig machen, im Gegenteil, aber wir hätten nicht das quälende Gefühl der Schuld. Ich möchte noch ein weiteres Beispiel erwähnen: In unserem Yogazentrum suchte uns etwas überraschend ein Geschäftsmann mit beängstigenden Atemstörungen auf. Er war so kurzatmig, daß er kaum gehen konnte. Zwei Helfer waren nötig, um ihn in sein Zimmer im ersten Stockwerk zu bringen. Dieser Mann war um die Fünfzig. Anscheinend hatte er schon immer eine schwache Lunge gehabt, aber keine ernste Erkrankung. Nun hatten ihm die Ärzte eröffnet, er müsse sich wegen seines Zustandes von seinen Geschäften zurückziehen – für einen solchen Persönlichkeitstyp kommt das praktisch einem Todesurteil gleich. Ich entdeckte bald, daß er sich vor Haß verzehrte. Ein Teilhaber hatte einen Prozeß gegen ihn geführt und gewonnen. Er schwor, daß er hereingelegt worden sei. Seither konzentrierte sich sein ganzes Dasein darauf, Rache zu nehmen; und sein einst harmloser Atemwegsbefund hatte sich lebensbedrohlich verschlimmert. Dieser Mann hatte unzählige Ärzte und Krankenhäuser aufgesucht, ohne daß ihm geholfen werden konnte. Doch als er nach vier Wochen das Yogazentrum verließ, lief er mit je einem Koffer an jeder Hand die Treppe behende hinunter. Die Atemschulung hatte ihm zwar sehr geholfen, aber die eigentliche Ursache seiner Besserung war eine neue Einstellung zum Leben: denn Haß kann nur aus einem Gefühl der Furcht und der Isolation wachsen und gedeihen.

Das soll nicht heißen, daß wir alle in der Vergangenheit
wühlen müssen, um vielleicht die Ursache unserer Probleme zu finden. In manchen Fällen ist es zwar offensichtlich,
aber meistens sind die Zusammenhänge viel komplizierter.
Die sonnenklaren Fälle sind geeignet, die Grundlage unserer Vorstellungen zu verdeutlichen. Wir müssen jedoch mit
der Akzeptanz, der Bejahung, beginnen. Solange das Problem, das uns blockiert, besteht – ob wir es erkennen oder
nicht – , solange ist auch unsere Kraft zur Gegenwehr ge-
ring. Bei der medizinischen Erforschung ungelöster Spannungen, die wir heute als Streß bezeichnen, hat sich herausgestellt, daß Groll die entscheidende Gefühlsregung ist.
In Wirklichkeit ist dies ein Überbegriff für *Frustration,
Zorn* und *Angst*. Der Schlüssel ist *Verweigerung,* der Sta-
chel im Fleisch. Auch wenn wir solche Gefühle in die
hinterste Schublade der Seele oder ins Unterbewußtsein
verdrängen, beeinflussen sie doch ständig auf subtile, ja
heimtückische Weise alle physiologischen Funktionen unseres Körpers.

Warum ausgerechnet ich?

Immer wieder wird bei Krankheiten und Unfällen, die zu
einer Behinderung führen, die kaum beantwortbare Frage
gestellt: »Warum ist das gerade mir passiert?« Nachdem
ich einigen tausend Betroffenen begegnet bin, würde ich sagen, daß jene, die einen solchen Groll und ähnliche Gefühle nähren, niemals Anstalten machen, ihre Probleme zu
meistern. Verdrossen und mutlos lassen sie sich erst allmählich, aber dann immer schneller fallen. Die Menschen,
die mit ihrer Behinderung fertigwerden, sie schließlich sogar überwinden, sind stets ausgeglichene, lebensbejahende
Charaktere. Bejahen bedeutet nicht, sich zu unterwerfen,
sondern die Realität einer gegebenen Situation zu akzeptie-

ren und ruhig und sachlich zu überlegen, wie man sie in den Griff bekommen kann. Auf dieser Grundlage können vernünftige Entscheidungen getroffen und verwirklicht werden.

Im Yoga vereinen sich Mystik und Wissenschaft. Wann immer Yogaphänomene wissenschaftlich untersucht werden, sprechen die Ergebnisse *für* Yoga. Ein Mystiker muß keineswegs die Wissenschaft verleugnen. Einer der größten Mystiker unseres Jahrhunderts und dabei einer der hervorragendsten Wissenschaftler war ALBERT EINSTEIN. Bei Einstein lesen wir: »Was ist der Sinn des menschlichen Lebens und des organischen Lebens überhaupt? Die Antwort auf diese Frage finden wir nur in der Religion. Hat es denn überhaupt einen Sinn zu leben, werden Sie fragen. Ich sage Ihnen: Der Mensch, der sein Leben und das Leben seiner Mitgeschöpfe als sinnlos betrachtet, ist nicht nur unglücklich, sondern beinahe nicht wert zu leben.«

Einstein gab nicht vor, diesen Sinn finden oder begründen zu können – hier konnten ihm auch seine mathematischen Gleichungen nicht weiterhelfen. Es kommt nur darauf an zu begreifen, daß es einen Sinn gibt und daß wir darin vollkommen integriert sind.

Wenn es einen Sinn gibt, dann ist logischerweise auch die Tatsache, daß wir in unserem Körper gefangen sind, Bestandteil dieses Sinnes, und somit ist die Beziehung zwischen dem *Selbst* und dem Körper von zentraler Bedeutung. Der Körper ist kein schlechter Scherz des Schöpfers, kein Käfig, der das *Selbst* mehr oder weniger lange gefangenhält. Es scheint demnach nur eine Alternative zu geben: Wenn unser Körper kein Gefängnis für das *Selbst* ist, dann müssen wir ihn beherrschen lernen, um zu reifen.

Zunächst aber müssen wir klären, was dieses *Selbst* ist. Am häufigsten wurde im Laufe der Geschichte der Begriff *Seele* dafür verwendet, den CARL GUSTAV JUNG, ein Vertreter der analytischen Psychologie, wohl am klarsten definiert hat: Beim Mann ist es die *anima,* bei der Frau der *animus.* In *anima* und *animus,* der inneren Seite der Persönlichkeit, vereinen sich nach C. G. Jung alle Erfahrungen der Ahnenreihe des anderen Geschlechts. Die Seele ist eine psychologische Realität. Zwar ist die Seele nach unserem Verständnis des Begriffs unbewußt, aber sie steuert unser bewußtes Leben. In Jungs eigener Formulierung ist die Seele »sowohl Sender als auch Empfänger«. Vielleicht erscheinen derartige Vorstellungen in unserem »Zeitalter der Naturwissenschaften« weithergeholt, doch das genaue Gegenteil ist der Fall. Nachdem die überwältigende Vielfalt der Materie, eine Vielfalt, die zugleich Einheit ist – und ebenso auch unzerstörbare Energie –, wissenschaftlich nachgewiesen wurde, ist es nur ein kleiner Schritt, die Existenz einer *Seele* anzuerkennen. Halten wir fest, daß die Psyche in uns den Körper zu lenken vermag. Der Sinn des Lebens in Einsteins Satz bestünde wohl darin, daß diese Seele allmählich den Körper beherrschen lernt, aber nicht selbstsüchtig oder ichbezogen, sondern im Sinne des Strebens nach Harmomie.

Die inneren Kräfte der Yogis

Wie kann Yoga uns dabei unterstützen? Beginnen wir mit einem Beispiel. Vor ein paar Jahren reisten Ärzte der Medizinischen Fakultäten der amerikanischen Militärhochschule und der Harvard Universität nach Indien, um an Ort und Stelle zu untersuchen, was es mit der Behauptung von Yogis, sie könnten selbst ihre Körpertemperatur verändern, auf sich habe. Die medizinische Lehrmeinung im Westen besagt traditionell, daß der Mensch die autonomen Prozesse in seinem Organismus kaum oder überhaupt nicht bewußt beeinflussen kann. Ein derartiger Prozeß ist auch die Regulation der Haut- und Körpertemperatur. Aus der Haut werden Tausende von Informationen über die Außentemperatur weitergeleitet und angenehme und unangenehme Wahrnehmungen in die Signale »warm« und »kalt« umgeschaltet. Auf solche Signale reagiert der Körper automatisch. Wir pflegen dies als Wirklichkeit zu bezeichnen, denn es ist unsere Reaktion auf äußere Reize. Der Yogi jedoch geht davon aus, daß die Wirklichkeit zum großen Teil nicht im Körper, sondern im Geist besteht.

Bei den medizinischen Untersuchungen stellten die amerikanischen Ärzte fest, daß die Yogis tatsächlich ihre Hauttemperatur in weniger als einer Stunde um zehn Grad Celsius nach oben und unten verändern konnten. Dies gelang ihnen auf der gesamten Körperoberfläche oder an zuvor bestimmten Teilbereichen, wobei außer der Haut kein anderer Teil des Körpers diese Temperaturverschiebungen mitmachte. Die Yogis hatten also ihre eigene Realität geschaffen, und der Organismus hatte darauf reagiert. Der Geist war mächtiger als die Materie. Um zu begreifen, welche erstaunlichen Veränderungen der Geist im Körper bewirken kann, brauchen wir uns bloß den Unterschied zwischen einem kühlen Tag mit vierzehn und einem warmen Sommertag mit dreiundzwanzig Grad Celsius vorzustellen. Jene Ärzte, die glauben, daß der Mensch in seinem Körper gefangen sei, bis ihn eine vom Doktor angediente Wunderkur erlöst, sollten diese und viele ähnliche Untersuchungen gründlich studieren.

Man kann immer noch einwenden, daß wir im Westen keinen Bezug zu den merkwürdigen Praktiken einer Gruppe in safranfarbene Gewänder gehüllter Mönche im Himalaya haben. Gewiß sind uns der Hintergrund und die Lehren dieser Menschen zunächst fremd, aber auch bei der gründlichsten Überprüfung werden sich keine physiologischen oder geistigen Unterschiede ergeben. Tatsächlich haben Experimente mit freiwilligen Probanden am Menninger Institut in den Vereinigten Staaten von Amerika gezeigt, daß auch wir bei richtiger Anleitung lernen können, die gleichen Phänomene zu produzieren. Es ist nur eine Frage des Begreifens und der Übung.

Wie haben die Yogis die Veränderungen der Hauttemperatur zuwege gebracht? Es war verblüffend einfach. Sie saßen still da im Zustand geistiger Ruhe, den wir als Meditation bezeichnen, und konzentrierten sich ruhig und gelassen auf die Vorstellung der Temperatur, die ihr Körper empfinden sollte. Ähnliche Vorstellungen werden heute zunehmend beim psychotherapeutischen Zugang zu Krebserkrankungen genutzt.

Dagegen wird häufig argumentiert, daß viele Menschen, die ihre Krebskrankheit mit solchen Mitteln zu bekämpfen oder zu überwinden suchen, damit scheitern. »Ich hab ja gleich gesagt, daß da nichts dran ist«, freuen sich die Skeptiker. Aber bitte vergessen Sie nicht: es stirbt auch ein hoher Prozentsatz derjenigen Patienten, die sich den modernsten schulmedizinischen Therapien unterziehen. Wir behaupten nicht von vornherein, daß eine derartige Behandlung gänzlich verfehlt sei – sie ist nur noch nicht vollkommen. Jedes Wissensgebiet profitiert davon, wenn es gründlicher erforscht wird. Allerdings ist es absurd, daß für die orthodoxe Forschung Millionen ausgegeben werden, aber nur wenige Engagierte an dem aufregendsten, lohnendsten und naturnahen Thema, der Beherrschung des eigenen Körpers, praktisch und theoretisch arbeiten.

Wir müssen uns vor Augen halten, daß es sich im wesentlichen um einen einfachen Vorgang handelt. Der indische Yogi SWAMI RAMA, der heute ein Institut leitet, in dem Yogaphänomene erforscht werden, bewies unter Laborbedingungen, daß er seinen Herzschlag in erstaunlichem Umfang selbst regulieren kann – ein Phänomen, das sich bei der Behandlung des Bluthochdrucks und seiner Begleiterscheinungen nutzen läßt. Für diesen Beweis setzte sich der Yogi einfach still hin und meditierte über einen blauen Himmel mit kleinen, fast unbewegten Wölkchen. Indem er sich auf dieses fast stehende Bild konzentrierte, verlangsamte er entsprechend auch seine Körperfunktionen, wobei die Herzfrequenz auffallend abnahm.

Warum nehmen wir diese Phänomene kaum zur Kenntnis, obwohl sie immer wieder nachgewiesen werden? Die Antwort finden wir wohl bei einem anderen berühmten Yogi, der erklärte: »Der Mensch wird alles tun, damit ihm geholfen *wird* – außer aktiv *selbst* daran zu arbeiten.« Wir werden dressiert und manipuliert, bis wir glauben, daß andere etwas für uns tun müssen und wir selbst nicht dazu imstande sind. Das ist deswegen so gefährlich, weil es uns jegliche eigene Verantwortung nimmt. Jeder Mensch hält seine Probleme für einzigartig. Daher pflegen wir, wenn wir von anderen Menschen hören, die ihre Schwierigkeiten bekämpfen oder sogar überwinden, zu sagen: »Das ist ja auch was anderes.« Und dann lehnen wir uns zurück und warten weiter, daß eine Wunderkur erfunden wird. Mancher Körperbehinderte wird vielleicht meinen, daß das Verändern des Herzschlags oder der Hauttemperatur keinen unmittelbaren Bezug zu seinem eigenen Zustand hat, dem doch ein ganz besonderes pathologisches Geschehen zugrundeliegt. Aber stimmt das? Bei von außen verursachten Schäden wird ein System, das bislang zumindest einigermaßen richtig funktionierte, gestört. Warum? Angeborene oder unfallbedingte Behinderungen bieten vielleicht ein ganz anderes Bild, doch darf man niemals vergessen, wie erstaunlich anpassungsfähig unser Organismus ist. Bemerkenswerte Veränderungen sind erreichbar und werden erreicht. Mit diesem Aspekt beschäftigen wir uns ausführlich im nächsten Kapitel.

ZWEITES KAPITEL

Yoga und Behinderung

Dieses Buch wendet sich in erster Linie an geschwächte, kranke, ältere und körperbehinderte Menschen. Es muß sich deswegen auf das beschränken, was Sie als Leserin oder Leser gefahrlos selbst tun können. Das bedeutet aber keine besondere Einschränkung, denn die gesamten Grundübungen können selbständig durchgeführt werden, auch wenn Hilfe wünschenswert ist.

Zunächst müssen Sie sich darüber klar sein, daß Yoga nicht die Physiotherapie ersetzen kann oder gar eine Methode der Entspannung ohne medikamentöse Hilfe darstellt. Im Yoga wird das Leben in seiner Realität gewürdigt, und es soll in diesem vorgegebenen Rahmen erfolgreich wirken. Das klingt sehr anspruchsvoll, aber alles andere wäre unbefriedigend. Mitunter wird Yoga auch als »der Pfad des Lebens« beschrieben, aber sogar diese Definition ist zu eng. Der Yoga hat ein Verständnis des Universums und der Stellung des Menschen in ihm, das uns etwas fremd anmutet. Dabei ist zu bedenken, daß dieses Verständnis gänzlich auf Intuition und Erfahrung beruht. Die ersten Yogis hatten weder Laboratorien noch wissenschaftliche oder elektronische Instrumente zu ihrer Verfügung. Sie versenkten sich in die Stille, reinigten ihren Geist und hielten dann ihre Eingebungen fest.

Bemerkenswert ist übrigens, daß sich dieses intuitive Wissen zunehmend mehr mit moderner wissenschaftlicher Erkenntnis deckt; oder wir sollten besser umgekehrt sagen: daß die moderne Wissenschaft mit ihrem Riesenaufgebot an Technik und ihren Millionenausgaben für die Forschung immer mehr die Wahrheit des Yoga entdeckt.

Bevor ich näher darauf eingehe, möchte ich Ihnen die verschiedenen Formen körperlicher Behinderung erläutern. Zuerst sollte der Begriff »Behinderung« vom Stigma der Krankheit befreit werden. Vielen behinderten Menschen geht es ausgezeichnet. Versteht man Krankheit als Störung unserer körperlichen Grundfunktionen, dann sind wir alle krank. Es gibt keinen Menschen, dessen Organismus nicht ständig in den Kampf gegen irgendwelche potentiell gefährlichen körperfremden Einflüsse verstrickt wäre. Deswegen muß sich ja unser Immunsystem dauernd so schwer abrackern. Jeder Mensch hat insofern Krebs, als sich immer ein paar Krebszellen in seinem Körper befinden und unschädlich gemacht werden müssen. Der menschliche Organismus gleicht einem Mikrokosmos. Den Kriegen, Revolutionen und Gewaltausbrüchen auf unserem Planeten entsprechen die Schlachten, die unser Organismus ständig schlägt, um Fremdkörper und »mißratene« Zellen abzuwehren. Vereinfacht kann man sagen, daß umweltbedingte, von außen verursachte Schäden durch den Druck einer Disharmonie (oder Befindensstörung) zustandekommen, die das natürliche Gleichgewicht des Organismus dermaßen aus dem Takt bringt, daß die körpereigene Abwehr überfordert ist. Infolgedessen werden Nerven, Muskeln oder andere Funktionssysteme des Organismus geschädigt. Einige dieser speziellen Störungen sprechen auf etablierte medizinische Behandlungen an und gelten deswegen als »heilbar«. Andere, für die es derzeit keine solche Therapie gibt, gelten als »unheilbar«. Der Begriff »unheilbar« ist freilich eine Bankrotterklärung der Ärzteschaft und keine endgültige Feststellung über die Störung an sich.

Das Problem liegt in der wachsenden Erkenntnis, daß selbst die schwerste Störung ein Symptom für etwas tiefer-liegend Verborgenes darstellt und daß die Beseitigung von Krankheitssymptomen nicht zwangsläufig bedeutet, daß danach ein völlig gesunder, glücklicher Mensch dasteht. Dies ist einer der Aspekte, unter denen der Yoga, der ja auch Ursachen einbezieht, wesentlich weiter geht als eine symptomatische Behandlung.

Häufig sind körperliche Behinderungen durch Unfälle entstanden. Hier kann ein breites Spektrum von Spätfolgen auftreten. Im allgemeinen vertreten Ärzte heute die Auffas-sung, daß viele Folgen von Unfällen (oder Schlaganfällen oder Herzinfarkten) gemildert werden können, vorausge-setzt, sie werden frühzeitig und gründlich behandelt. Al-lenthalben wächst die Einsicht, daß der menschliche Organismus enorm regenerationsfähig ist. Man geht aber meistens davon aus, daß eine Rehabilitation in den ersten paar Monaten nach dem Ereignis stattfinden muß und daß später keine Fortschritte mehr erzielt werden können. Von dieser Regel gibt es aber genügend Ausnahmen, um an der Richtigkeit solcher Einschränkungen ernsthaft zu zweifeln. Schließlich ist es noch gar nicht lange her, daß Besserungen, die wir heute selbstverständlich finden, für unmöglich ge-halten wurden. Es scheint nicht einmal ausgeschlossen, daß sogar die Prognose von Unfällen, bei denen das Rücken-mark geschädigt wurde, bald nicht mehr so pessimistisch gesehen werden muß wie heute. Immer mehr Neurologen behaupten, daß Nervenzellen sich regenerieren können. Auch hier ist der leider noch stark vernachlässigte Schlüs-sel die Selbstheilungstendenz des Organismus.

Traumen, zu denen es früher oft bei Geburten kam und die spastische Zustände zur Folge hatten, sind heute glück-

licherweise seltener geworden. Es gibt aber immer noch
zahlreiche Menschen, die durch ein Geburtstrauma in ihrer Lebensweise eingeschränkt sind. Gewiß, wir sind heute
noch nicht in der Lage, eine Gehirnlähmung zu behandeln.
Spastiker jedoch können selbst daran mitwirken, daß ihr
Leben befriedigender und weniger streßbeladen verläuft,
wenn sie die grundlegenden natürlichen Prinzipien begreifen. Zum Glück kommen heute auch weniger Kinder mit
angeborenen Mißbildungen zur Welt, selbst wenn gelegentlich Mißbildungen durch Nebenwirkungen von Arzneimit-
teln auftreten. Nicht in unseren kühnsten Träumen sind
wir der Möglichkeit nahe, fehlende oder schwer mißgebil-
dete Glieder und Organe durch wohlgeformte gesunde zu
ersetzen, doch die Fähigkeit, mit einer Behinderung ein erfülltes Leben zu führen, ist viel größer, als Sie vielleicht
glauben.

Sie werden sehen, daß die Erwartungen äußerst verschieden sind. In Wirklichkeit kommt es aber nicht auf die Erwartungen an, sondern auf den Gewinn, der daraus resul-
tiert, daß man das Erreichbare optimal nutzt und dadurch
zu einem sinnvolleren, erfüllteren Leben findet. Die erstaunlichen Veränderungen, die Menschen nachweislich
bei ihren Körperfunktionen bewirken konnten, waren nur
möglich, weil die angewandten Mittel zum erreichten Ziel
nicht im Widerspruch standen. Diese Mittel heißen Stille,
Ruhe und Beharrlichkeit. Sie sind Lebensqualitäten an sich
und gehen weit über das begrenzte Ziel einer symptomati-
schen Behandlung oder einer Beeinflussung körperlicher
Funktionen hinaus.

Es ist noch nicht lange her, daß die Physiker das Universum als Konglomerat aus den unterschiedlichsten Syste-
men und Prinzipien betrachteten. Mit der Erweiterung des
Wissens wurde erkannt, daß einerseits alles noch wesentlich komplizierter ist, als wir uns das je vorgestellt haben,
daß dem aber andererseits eine entsprechende Einfachheit

gegenübersteht. Derzeit behaupten die Naturwissenschaftler noch, daß alles auf drei Prinzipien zurückgeführt werden könne, sind aber fest davon überzeugt, daß, wenn man ihnen Zeit und die für moderne Forschung nötigen Gelder gibt, diese drei Prinzipien sehr bald in ein einziges integriert werden. Mit anderen Worten: Alles geht von einem zentralen, einenden Faktor aus, wie die Speichen von der Nabe eines Rades. Die Folgen einer derartigen Auffassung sind weitreichend: Der natürliche Zustand ist, daß jeder Gegenstand und jedes Geschöpf, auch der Mensch, diesem einzigen Prinzip gehorcht. Wer von diesem Weg abweicht, erzeugt Disharmonie und Störungen des Befindens. Die Idee des Yoga deckt sich völlig mit der Auffassung der modernen Physik und bezieht diese Einheit in sämtliche Aspekte des Lebens ein. Die Schwierigkeit besteht nur darin, daß wir in unserer zweckorientierten, mechanisierten Zeit stets meinen, etwas tun zu müssen, wobei es nicht darauf ankommt, was wir tun, solange wir überhaupt etwas tun. Menschen, die durch eine Krankheit behindert sind, pflegen das in eine ganze Reihe sogenannter Kuren oder palliativer Behandlungen umzusetzen. Dieser Weg aber führt nicht zu Gesundheit, sondern zu größerem Leiden.

Ein einendes Prinzip

Das einende Prinzip besagt, daß Zielstrebigkeit notwendig ist. Interessanterweise haben die großen Lehrer der Menschheit zu allen Zeiten dies als Voraussetzung des Erfolges betrachtet. Vor mehr als zweitausend Jahren sprach BUDDHA:

> *Sei mit deinem Herzen bei einer Sache,*
> *und du kannst alles erreichen.*

Indem er das Wort »Herz« benutzte, schloß er zugleich alle jene modernen Systeme der Verstandeskontrolle aus,

die uns die Fähigkeit vermitteln wollen, alles zu schaffen,
sei es gut oder böse. Buddha gebrauchte das Wort »Herz«
wie ein Wissenschaftler den Begriff »einendes Prinzip« an-
wenden würde – das meint, etwas, das mit dem Gefüge des
Universums übereinstimmt, das mit der Natur verschmilzt,
statt von ihr abgespalten zu werden, das nicht nur auf das
eigene Ich bedacht ist. »Bei einer Sache« bezieht sich eindeutig auf die Notwendigkeit totaler Zielstrebigkeit. Wenn
wir etwas erreichen wollen, nützt es wenig, daran zu denken, wenn uns gerade danach zumute ist und wir nicht zu
müde sind, oder sich dazu aller möglichen Methoden, die
der Mensch erdacht hat, zu bedienen. Wir müssen unsere
Sinne auf ein Ziel lenken und dürfen nie mehr davon ab-
weichen. Nach Buddha ist uns nichts unmöglich, wenn die
beiden wesentlichen Bedingungen erfüllt werden; mit anderen Worten, *wir* erreichen etwas, wir überlassen es keinem anderen, es für uns zu tun. Diese Erkenntnis ist nicht
nur inspirierend, sondern sie ist auch wissenschaftlich
schlüssig. Sie deckt sich mit allem, was wir über das
Grundgefüge des Universums wissen.

Wie aber sollen wir nun dem Problem der Behinderung
begegnen? Welche Einstellung dazu ist sinnvoll? Am Anfang steht die Erkenntnis, daß das Leben viel höher zu be-
werten ist als der physische Körper. Es ist wünschenswert,
daß der Organismus richtig funktioniert. Es ist zu wün-
schen, daß er gesund und der Bewegungsapparat funktionstüchtig ist. Doch diese Dinge sind nicht das A und O im
menschlichen Leben, wie schon mancher Behinderte entdeckt hat.

Werdegang und Fortschritt der Menschheit erweisen sich
an den vielen bewundernswerten Vorbildern, die uns Kraft
und Mut geben. Unter diesen Vorbildern ragen die Leistungen unzähliger behinderter Menschen hervor. Manche
von ihnen haben den Kampf gegen die Behinderung gewonnen. Andere haben sich mit ihren gleichwohl schweren

Einschränkungen arrangiert und sich ihr Leben so gut eingerichtet, daß sie viel glücklicher und zufriedener sind als ihre nichtbehinderten Freunde und Kollegen. Meist kennen wir bloß die spektakulären Fälle, aber wir sollten nicht glauben, daß nur sie ihr Ziel erreicht haben.

Als Beispiel möchte ich von einer Frau in mittlerem Alter berichten, die in Essex lebt und arge Probleme mit einem ihrer Beine hat. Eine Operation war erfolglos geblieben, und der Orthopäde hatte ihr gesagt, sie würde künftig eine Beinschiene tragen müssen. Diese Frau besuchte an ihrem Wohnort einmal wöchentlich eine Yogagruppe. Dort hatte sie erfahren, welche zentrale Bedeutung dem natürlichen Atmen zukommt. Sie beschloß, ihr Problem zu bekämpfen, indem sie ihre Energie durch den Atem entwickelte. Von da an übte sie Tag für Tag ruhig und beharrlich. Sie stellte sich geistig vor, daß ihr Bein sich besserte, während sie ruhig und rhythmisch atmete. Nach einiger Zeit merkte sie, daß sie die Beinschiene nicht mehr benötigte. Etwas später konnte sie wieder tanzen gehen, ihr größtes Vergnügen in der Freizeit, das sie für immer aufgeben zu müssen geglaubt hatte. Sie suchte ihren Orthopäden auf, um ihm zu zeigen, wie auffallend sich der Befund gebessert hatte. Dieser murmelte etwas pikiert: »Oh, da haben Sie aber Glück gehabt.« Das erkrankte Bein ist zwar immer noch dünner als das andere, doch sieht man einmal davon ab, daß sie zumeist Stiefel – allerdings ganz normale, modische – tragen sollte, hat sie keine Schwierigkeiten. Sie hatte sich mit ganzem Herzen für eine Sache eingesetzt und war im Wirken der Natur geblieben.

In diesem Buch werden wir uns noch ausführlich mit der menschlichen Energie und ihrer Entwicklung durch das Atmen beschäftigen.

Ich bin anderen Menschen begegnet, deren Behinderung sich keineswegs auffallend besserte, weil nämlich das Leben etwas anderes für sie bereithielt, auf das sie sich kon-

zentrierten – und man kann immer nur auf ein einziges
großes Ziel hinarbeiten. Mehrere Bekannte mit multipler
Sklerose haben mir erklärt, sie hielten die Erkrankung für
das beste, was ihnen passieren konnte. Zu dieser Einsicht
kamen sie, weil die Herausforderung durch die multiple
Sklerose ihrem Leben eine völlig andere Richtung gab.
Eine Frau erzählte mir beispielsweise, sie habe wesentlich
bessere Beziehungen zu ihren Mitmenschen bekommen.
Sie führt ein erfülltes Leben, indem sie andere berät und
ihnen hilft. Ihr Zustand wird nicht besser, verschlimmert
sich aber auch nicht. Wie viele Menschen andererseits, die
ihre Glieder gebrauchen können und funktionstüchtige Organe haben, finden das Leben befriedigend?

Die Beherrschung des Geistes

Je tiefer man in alle Aspekte dieses Themas eindringt,
desto stärker wird einem bewußt, daß ein Begriff immer
wieder auftaucht – der Geist. Vor über zweitausend Jahren
erklärte der große Yogalehrer PATANDSCHALI: »Yoga ist
Unterdrückung des Geistes.« In diesem einen Satz faßte er
die gesamte Grundlage des Lebens zusammen. Ich habe
bereits erwähnt, daß die meisten Menschen in ihrer frühen
Kindheit das Wunder vollbringen, sich koordiniert bewegen zu lernen, indem sie so lange beharrlich Arme und
Beine gebrauchen, bis sie diese Fertigkeit beherrschen. Wir
müssen erkennen, daß das Leben des Menschen ein zweites
Wunder erfordert, nämlich unseren Geist so vollkommen
beherrschen zu lernen wie ein Nichtbehinderter seine Glieder.
  Natürlich glauben wir in unserer nüchternen Zeit nicht
mehr an traditionelle Wunder, an die plötzliche Wunder-
heilung, auch wenn wir sie insgeheim noch ersehnen. Heute, da wir wissen, daß das Universum ein einheitliches

Ganzes ist, sind Ereignisse, die diese Einheit zerstören, undenkbar oder schädlich. Ein echtes Wunder ist die Fähigkeit, das rechte Ziel stetig und ausdauernd zu erstreben, indem wir unsere Sinne so lange darauf lenken, bis wir es erreicht haben.

Eine fundamentale Lebensweisheit hat RICHARD BACH, der Autor der »Möwe Jonathan«, in seinem Roman *»Illusions«* aphoristisch formuliert:

> *Es gibt kein einziges Problem*
> *das nicht auch ein Geschenk*
> *für dich bereithält.*
> *Du suchst dir Probleme*
> *weil du ihre Geschenke brauchst.*

Kann man in einer Behinderung ein Geschenk sehen? Mancher Behinderte empfindet das als typische, herablassende Äußerung Nichtbehinderter und reagiert darauf mit Zorn. In Wirklichkeit sind wir alle behindert, und nur die Art der Behinderung variiert. Meine eigene Behinderung habe ich oft als schleichende finanzielle Paralyse beschrieben; sie ist für mich so real wie jedes körperliche Handikap. Ich habe sie mir zugezogen, als ich ohne Zuwendungen und ohne gesichertes Einkommen begann, eine Organisation aufzubauen, deren Hauptsitz eine Menge Geld verschlingt. Mein Leben bewegt sich ständig am Rande des finanziellen Bankrotts. Diese schwierige Situation kann ernste geistig-seelische und körperliche Folgen haben. Sie ist aber auch ein Geschenk, weil sie mich ständig stimuliert und herausfordert. Zwar habe ich meine »Krankheit« noch nicht überwunden, aber ich habe sie unter Kontrolle, und das gibt mir das Gefühl, etwas erreicht zu haben.

Ich habe bereits betont, wie wichtig Ruhe, Stille und Gelassenheit sind. Wie alles beim Yoga ist dies eine praktische Einschätzung, die ein praktisches Bedürfnis unterstreicht. Die Unterdrückung der Funktionen des Denkens kann durch Meditation eingeübt und erreicht werden. Damit werden wir uns noch ausführlich beschäftigen. Viele Menschen sehen in der Meditation ein merkwürdiges, esoterisches, auch etwas furchteinflößendes Verfahren. Sorgfältige wissenschaftliche Untersuchungen an Meditierenden erbrachten indes einige überraschende Ergebnisse.

Zunächst wurde festgestellt, daß beim Meditierenden der Sauerstoffverbrauch um zirka zwanzig Prozent sinkt. Wenn Sie hingegen nach Hause kommen, sich in einen bequemen Sessel kuscheln und »entspannen«, sinkt der Sauerstoffverbrauch nur um zirka fünf Prozent. Worauf beruht dieser große Unterschied? In beiden Fällen ist der Körper untätig, und beim Meditierenden ist sogar ein etwas höherer Muskeltonus nachweisbar als bei jemandem, der sich bloß entspannt. Wir wissen jedoch, daß die meiste Energie vom Gehirn verbraucht wird, nämlich mehr als zwanzig Prozent des Gesamtverbrauchs, obwohl das Gehirn nur zwei Prozent der Körpermasse ausmacht.

Die auffallende Abnahme des Sauerstoffverbrauchs beweist somit eindeutig, daß die Gehirnaktivität während der Meditation eingeschränkt ist. In dieser Aktivität des Gehirns spiegeln sich weitgehend unkontrollierte Wahrnehmungen und Gedanken wider, die uns wie das Summen eines Bienenschwarms heimsuchen. Dies zehrt ständig an unseren Kräften und stiftet in unserem Leben nur Verwirrung. So mancher Arzt sagt zu seinen Patienten: »Schwere körperliche Arbeit hat noch niemanden umgebracht – aber ungelöste innere Spannungen tun es.«

Biofeedback

In den vergangenen Jahren wurde das sogenannte Biofeedback, ein elektronisches Verfahren, entwickelt. Es gibt mittlerweile verschiedene Möglichkeiten, die körperliche Reaktion auf bestimmte Einflüsse zu messen. Die einfachste und am häufigsten verwendete Apparatur ist ein Gerät, das den elektrischen Hautwiderstand registriert. Berücksichtigt man eine Reihe äußerer Faktoren, dann zeigt dieser Widerstand an, wie entspannt oder verspannt wir sind. Je höher der angezeigte Widerstand, desto größer ist die bestehende Spannung. Entsprechende Geräte wurden bei einer Vielzahl klinischer und anderer Experimente eingesetzt. Im allgemeinen weisen die Werte für den Hautwiderstand auf eine ruhigere, normalere Verfassung hin, nachdem sich die Versuchsperson hingelegt und etwa fünfzehn Minuten gründlich entspannt hat.

Das Gerät wird betrieben, indem man an zwei Fingern einer Hand Elektroden befestigt und dann einen Zeiger auf einer Meßskala bewegt. Sobald die Skala einen Widerstand trifft, ist ein tickendes Geräusch zu hören. Grundsätzlich gilt, daß die Versuchsperson um so entspannter ist, je höher die Zahl auf der Skala ist, bei der das Geräusch vernehmbar wird. Wenn Sie die Elektroden an Ihre Finger anlegen, das Gerät einschalten und den Punkt einstellen, an dem das Ticken beginnt, und sich dann einreden, daß Ihnen furchtbar elend ist, dann geht das Ticken in einen schrillen Heulton über. Wenn Sie dann Ihre geschauspielerten negativen Gedanken abschalten und Ihr Gemüt sich wieder beruhigt, bleibt der Heulton noch hörbar und klingt erst einige Minuten später aus. Daraus ersehen Sie, daß schon ein sekundenlanger falsch-negativer Gedanke eine unmittelbare, unangenehme Reaktion hervorruft.

Diese Veränderung geschieht im ganzen Körper – die Elektroden sprechen auch an, wenn sie an den Zehen befestigt werden! Deswegen kommt es gar nicht darauf an, ob Furcht oder Angst eingebildet oder echt sind. In beiden Fällen werden die Funktionen des Körpers fast sofort beeinträchtigt. Wenn diese Einflüsse ständig einwirken,

wird der gesamte Organismus in einen anhaltenden Streß-
zustand versetzt und büßt seine normale Funktionstüchtigkeit ein.

Falls der Körper bereits geschwächt ist, etwa durch eine
Krankheit, die Behinderung zur Folge hat, führen diese
unbewältigten Ängste zu einem unnatürlichen Druck auf
die Organsysteme, die damit überfordert sind. Die Folge ist
dann ein Rückfall oder eine Verschlimmerung. Nur zu oft
handelt es sich dabei um einen körperlichen Rückfall, der
aber tatsächlich einen Rückfall im geistig-seelischen Bereich widerspiegelt. Nur wenige Menschen werden bestrei-
ten, daß die geistige Beherrschung für ein erfülltes, gesun-
des Leben entscheidend ist; denn nur dadurch kann Streß
bewältigt werden. Wie aber können wir das bewerkstelligen?

Oft wissen wir nur wenig oder gar nichts über die Streßfaktoren, die auf uns einwirken. Vor einiger Zeit war ich
bei einer Yogalehrerin zu Gast und unterhielt mich mit ihrem Mann, einem angenehmen Menschen, der irgendwo
als Angestellter beschäftigt war. Er erzählte mir, welche
Wunder Yoga bei seiner Frau gewirkt hatte, und sagte
dann: »Ich brauche das nicht. Ich bin ziemlich locker.
Mein Hobby ist der Garten, und jeden Abend gehe ich mit
dem Hund spazieren.« Eine Woche später wurde dieser
Mann mit einem Nervenzusammenbruch ins Krankenhaus
eingeliefert.

Wie können wir also unsere eigene Situation richtig ein-
schätzen und meistern? Glücklicherweise hat die Natur
den Menschen mit einem zuverlässigen System ausgestat-
tet, das Urgrund und ausbaufähiges Fundament unseres
Lebens ist. Damit werden wir uns im nächsten Kapitel befassen.

DRITTES KAPITEL

Die Quelle der Lebenskraft

In den Upanischaden, altindischen philosophischen Schriften, auf die der Yoga sich immer wieder bezieht, finden wir die berühmte »Rangstreitfabel«, in der die Lebenskräfte stritten, wer unter ihnen der beste sei. Um darüber zu entscheiden, zogen sie einer nach dem anderen aus dem Körper aus.

> *Als die Rede ausgezogen war, lebte der Mensch als Stummer weiter.*
> *Als das Sehen ausgezogen war, lebte der Mensch als Blinder.*
> *Als das Hören ausgezogen war, lebte der Mensch als Tauber.*
> *Als das Denken ausgezogen war, lebte der Mensch als Tor.*
> *Als aber der Atem ausziehen wollte, hätte er beinahe alle anderen Lebenskräfte mit sich gerissen.*
> *Da flehten ihn die anderen an zu bleiben und erkannten seine Oberhoheit an.*

Der Atem ist der Urgrund des Lebens. Auch das Herz könnte nicht schlagen, würde nicht der Atem es bewegen.

Der Atem ist die eigentliche Basis unseres Denkens; denn er liefert die Energie, die das Gehirn zum Arbeiten benötigt. Der Atem liegt unseren Bewegungen zugrunde; denn er stellt die Energie bereit, die unseren Organismus funktionstüchtig erhält. Und er ist die Grundlage unserer Gesundheit; denn seine Kraft ist der Treibstoff des Lebens.

Wenn wir gesund, froh und zufrieden sind, atmen wir tief und spontan. Alle denkbaren Gesundheitsstörungen, alle Arten geistig-seelischen Mißbehagens manifestieren sich im Atem. Unsere geistig-seelischen und unsere leiblichen Probleme verursachen Atemstörungen und diese wiederum verstärken die psychischen und physischen Probleme. So entsteht ein wahrer Teufelskreis.

Bei einem Menschen, dessen Krankheit mit einer Behinderung einhergeht, ist die Atmung beeinträchtigt, weil er versucht, die krankheitsbedingte Schwäche oder mangelnde Balance auf neuromuskulärem Weg zu kompensieren, das heißt, er verkrampft sich. Die Atmung wird außerdem beeinträchtigt, weil das Bewußtsein, krank zu sein, den Betroffenen quält und ihn unglücklich macht – ganz abgesehen von seelischem Druck aus anderer Ursache. Bei Menschen mit angeborenen Krankheiten ist das Atmen von Geburt an ebenfalls durch physische wie psychische Faktoren erschwert. Doch das Wunderbare beim Atem ist unsere enorme Fähigkeit, ihn willkürlich lenken zu lernen.

Es ist höchst bemerkenswert, daß kein anderes Organsystem wie das der Atmung funktioniert. Natürlich ist sie automatisch oder autonom. Wir müssen nicht ans Atmen denken. Dieses Wechselspiel zwischen Gehirn und Körper findet statt, solange wir leben. Dennoch können wir eine enorme willkürliche Kontrolle darüber ausüben. Normalerweise machen wir in der Minute vierzehn bis sechzehn Atemzüge. Jeder halbwegs gesunde Mensch kann diese Frequenz rein durch Willenskraft auf etwa vier senken oder auf etwa vierundzwanzig steigern. Je schwerer geistig-seelische oder körperliche Probleme einen belasten, desto schwieriger ist es, den Atem zu beherrschen – völlig unmöglich ist es aber nie. Es gibt keine einzige vergleichbare Funktion in unserem Organismus. Lebenswichtige Funktionen, wie zum Beispiel die Herzfrequenz, der Blutdruck und andere, sind autonom. Daß diese Funktionen willkürlich beeinflußt werden können, wissen wir vor allem aus Experimenten mit Yoga. Durch die im Yoga herbeigeführte Entspannung wird beispielsweise ein zu schneller Herzrhythmus verlangsamt. Entsprechende Versuche ergaben auch, daß ein Bluthochdruck durch Yoga gesenkt und sogar normalisiert werden kann. Allerdings braucht das selbst bei der stärksten Persönlichkeit seine Zeit. Gesunde Menschen können Atemveränderungen sofort, die meisten anderen Veränderungen relativ schnell herbeiführen. Ausgeprägte Spastizität sowie geistige Behinderung sind hier allerdings problematisch, aber sogar in solchen Fällen kann Ausdauer durch erstaunliche Erfolge belohnt werden.

Leben ist Atem

Da der Atem Treibstoff des Lebens ist, bedeutet dies, daß wir die Basis unserer Körper- und Gehirnfunktion in hohem Maß selbst steuern können. Zu allen Zeiten haben die Hochkulturen den Atem sehr wichtig genommen. Ich zitiere nochmals aus den Upanischaden:

Leben ist Atem,
und Atem ist Leben.

Aus irgendeinem Grund nimmt unsere Gesellschaft diese zentrale Wahrheit kaum zur Kenntnis. Zwar zollt manches Lippenbekenntnis der großen oder vertieften Atmung Tribut, allerdings geschieht dies sehr oberflächlich. Die Wahrheit aber ist verblüffend. Bekanntlich beschwichtigt man jemanden, der wütend wird, mit den Worten: »Beruhige dich. Atme erst mal tief durch.« Dann verraucht bald der größte Zorn. Wenn ein Mensch sich ängstigt, gibt man ihm denselben Rat, und die Angst weicht allmählich. Der Atem lenkt nicht nur unsere körperlichen Funktionen, sondern beeinflußt ebenso unsere geistige Verfassung wie unsere Empfindungen.

Wenn wir unsere Probleme bekämpfen wollen, seien sie seelisch oder körperlich bedingt – tatsächlich sind an allen Problemen beide Faktoren beteiligt –, müssen wir mit der Atmung beginnen. Dazu zwei Analogien: Nehmen wir an, Sie haben ein brandneues Auto gekauft und wollen es Ihren Freunden vorführen. Es wäre Ihnen sicher äußerst unangenehm, wenn Sie hinter dem Steuer säßen, den Anlasser betätigten und nichts passierte. Noch peinlicher wäre es Ihnen, wenn Sie, falls der Wagen weiter streikt, gestehen müßten, Sie hätten nicht gewußt, daß man erst Benzin in den Tank füllen muß. Benzin ist der Energielieferant fürs Auto, wie der Atem Energiespender für den Menschen ist. Genauso werden Sie, wenn Ihr Wagen während der Fahrt zu vibrieren und der Motor zu stottern beginnt, nachsehen, ob irgend etwas mit der Treibstoffzufuhr nicht stimmt. Wie oft aber prüfen wir, ob bei uns selbst die Energiezufuhr gestört ist?

In den letzten Jahren setzte sich in der Medizin zunehmend die Erkenntnis durch, daß viele Krankheitssymptome, die bis dahin als eigenständige Leiden galten, auf eine Störung der natürlichen Atmung zurückzuführen sind. Das bestuntersuchte Phänomen dieser Art ist die Hyperventilation, die übermäßige Beatmung der Lunge. Ein Fachmann auf diesem Gebiet hat geschätzt, daß in Europa etwa sieben Prozent der Bevölkerung unter dieser Störung leiden. Das häufigste Symptom der Hyperventilation entsteht, wenn ein Mensch ständig hastig und flach atmet, so daß die Lunge nur teilbeatmet und das lebenswichtige Gleichgewicht zwischen Kohlendioxyd und Sauerstoff massiv gestört wird. Dies kann eine Reihe unangenehmer Symptome verursachen, die im allgemeinen wieder verschwinden, sobald wieder normal geatmet wird.

Diese respiratorische Dysfunktion wurde zwar am gründlichsten untersucht, ist aber in Wirklichkeit nur eine unter vielen Atemstörungen. Neben dem Phänomen der Hyperventilation ist auch die Hypoventilation oder zu schwache Beatmung der Lunge sehr verbreitet. Sie tritt besonders häufig bei Menschen auf, deren Krankheit mit einer Behinderung einhergeht. Irgendwann sind sie auf den Rollstuhl angewiesen und sehen dann im Leben keinen Sinn mehr. Infolge der zusammengesunkenen Haltung, der körperlichen Inaktivität und der geistig-seelischen Erstarrung wird dann das Atemvolumen minimal. Oft genug habe ich solchen Menschen sagen müssen: »Du hast den Körper eines Erwachsenen, aber du atmest wie eine Maus!« Kein Wunder, wenn sie degenerieren.

Kurz bevor ich dieses Kapitel schrieb, besuchte ich in Nordirland einen siebenundzwanzigjährigen Mann, der an multipler Sklerose leidet. Das Gehen bereitet ihm Schwierigkeiten, weil er Gleichgewichtsstörungen hat. Gelegentlich zittern ihm auch die Hände. Derzeit sind seine echten Symptome aber relativ schwach ausgeprägt. Trotzdem hat er seit Monaten seine Wohnung nicht verlassen. Den ganzen Sommer über hockte er daheim, bewegte sich nur zwischen Schlafzimmer, Wohnzimmer und Eßzimmer. Nahezu von morgens bis abends sitzt er gebückt in einem Sessel und sieht fern. Er fühlt sich hilflos, elend und ohne Hoffnung. Und er atmet kaum. Kein Wunder, daß er total niedergeschlagen ist. Jeder Mensch, der so lebt, muß immer tiefer in Depressionen versinken. Natürlich drängen ihn seine Eltern, sich nicht so hängen zu lassen – aber wie soll er das schaffen? Seine Atmung ist so unzulänglich, daß sein Gehirn nicht richtig funktionieren kann. Von einem

Organ, das so schlecht mit Energie versorgt wird, kann man kein positives, konstruktives Denken erwarten.

Bei manchen Menschen äußert sich die innere Unruhe abwechselnd in Schüben von Energie und Entschlossenheit oder tiefer Depression oder in Wutausbrüchen. Dazwischen liegen ruhigere Phasen. Untersucht man die Atmung dieser Menschen, dann stellt sich heraus, daß sie wie eine fehlgesteuerte Pumpe funktioniert. Es fließt kein gleichmäßiger Atemenergiestrom durch den Körper, sondern die Atmung setzt ständig ein und wieder aus, und daraus resultieren die plötzlichen Stimmungsschwankungen. Schließlich kommen Bild und Ton Ihres Fernsehgerätes auch nicht zustande, wenn die Stromzufuhr ständig zwischen hundert und zweihundertfünfzig Volt schwankt.

Die Aufladung mit Lebensenergie

Lange Zeit verglich man im schulmedizinischen Denken der westlichen Welt den Menschen mit einer Maschine. Noch heute ist diese Vorstellung verbreitet und auch nicht ganz abzulehnen; denn immerhin hat der Mensch alle möglichen Maschinen nach seinem eigenen Vorbild und dem anderer von ihm beobachteter Lebewesen ersonnen. Die nötige Energie für den Antrieb der Maschinen, die der Mensch erfunden hat, muß über Verbrennung (beispielsweise Kohle) oder über Generatoren (beispielsweise Elektrizität) gewonnen werden. Die körpereigene Energie des Menschen wird durch Sauerstoff und ebenfalls durch Elektrizität erzeugt. Der große Unterschied besteht darin, daß die Maschine Mensch lebt. Jeder einzelne Teil ist lebendig und funktioniert im Gleichgewicht mit und abhängig von allen anderen Teilen. Dadurch ist die Energieversorgung des Menschen wesentlich komplizierter als die einer Maschine.

Befragt man Menschen über die Atmung, dann werden sie wahrscheinlich erklären, sie sei notwendig, um uns den lebenswichtigen Sauerstoff zuzuführen und das giftige Kohlendioxyd auszutreiben. Das ist aber nur ein kleiner Teil der Wahrheit und, so merkwürdig es klingt, selbst heute weiß die Medizin noch relativ wenig über den komplizierten Vorgang des Atmens. Beispielsweise ist Sauerstoff einerseits für die Körperfunktion unentbehrlich, andererseits aber ein Gift, das tödlich wirken kann. Wie alle anderen Substanzen im Organismus muß er in der richtigen Menge und im rechten Mengenverhältnis zugeführt und resorbiert werden. Auch Kohlendioxyd ist giftig und dennoch nicht einfach ein Feind, der aus dem Körper vertrieben werden muß. Bei der Hyperventilation beispielsweise wird der Kohlendioxydspiegel im Organismus zu niedrig, und das hat unter Umständen schlimme Folgen.

Obwohl inzwischen bekannt ist, daß der Organismus auch ein elektrisches System ist, wurde dies bislang weitgehend ignoriert. Jede Zelle unseres Körpers besitzt ein eigenes Kraftfeld, und die Organsysteme reagieren mit elektrischen Erscheinungen. Das erste Organsystem, bei dem eine elektrische Ladung nachgewiesen wurde (Aktionspotentiale), war das Nervensystem. Sogar heute wird offenbar noch zu wenig ernst genommen, welche große Bedeutung der Aufrechterhaltung dieser Aktionspotentiale bei neurologischen Erkrankungen zukommt. Wir wissen immer noch wenig über die elektrischen Phänomene im Körper, weil sie unendlich kompliziert sind. Das beweist aber nur, wie wesentlich diese für unsere Gesundheit und unsere innere Zufriedenheit sind.

Elektrische Erscheinungen spielen bei vielen Organfunktionen oft eine dominierende Rolle: Das Herz entspricht einer elektrisch angetriebenen Pumpe. Jede Information im Gehirn wird über elektrische Impulse geleitet. Es geht aber noch weit darüber hinaus. In neueren Untersuchungen wurde die Existenz sogenannter Lebensfelder oder L-Felder nachgewiesen. Bei Prof. HAROLD SAXTON BURR, einem der profiliertesten Forscher auf diesem Gebiet, lesen wir: »Die meisten Menschen mit Gymnasialbildung kennen das physikalische Experiment, bei dem der Lehrer Eisenfeilspäne auf einen Karton streute und einen Magneten darunterhielt. Die Späne ordneten sich in den Kraftlinien des magnetischen Feldes an. Wurden die Späne weggeworfen und neue auf den Karton gestreut, ordneten diese sich nach demselben Muster an wie die vorherigen. Etwas Entsprechendes geht im menschlichen Körper vor, wenn auch weitaus komplizierter. Die Moleküle und Zellen des Körpers verbrauchen sich und werden kontinuierlich durch frischen Nachschub aus unserer Nahrung wieder erneuert. Doch infolge des kontrollierenden L-Feldes werden die neuen Moleküle und Zellen aufgebaut wie zuvor und nach demselben Muster wie die alten angeordnet.«

Derzeit sind mir keine Forschungsarbeiten bekannt, in denen die elektrischen Phänomene und die Lebensfelder in ihrer Beziehung zur Atmung untersucht wurden, doch liegen solche Zusammenhänge tatsächlich direkt auf der Hand. Ich habe in den letzten sieben Jahren immer wieder die Veränderungen beobachten können, die tiefes, natürliches Atmen bei den verschiedensten Menschen bewirkt – von den scheinbar gesunden (manchmal als »noch nicht krank« bezeichnet) bis zu schwer behinderten. Die Wechselbeziehung zwischen Atmung, Gesundheit und geistig-seelischem Gleichgewicht ist so eindeutig, daß die Reaktion der elektrischen Basis des Körpers auf kontrolliertes, vertieftes Atmen erkennbar wird. Inzwischen läßt sie sich zumindest teilweise elektronisch nachweisen.

Den Lebensfeldern verdanken wir, daß sich Zellen und Moleküle ersichtlich erneuern. Wenn wir zum Beispiel jemandem nach einigen Monaten wiederbegegnen, erblicken wir physisch in der Tat eine völlig andere Person, da in der Zwischenzeit im gesamten Körper alle Zellen und Moleküle erneuert worden sind. Dabei finden jedoch Veränderungen statt, und wir müssen uns nach dem Grund fragen. Im allgemeinen heißt es, wir seien älter geworden, das Alter nahe, oder wir seien infolge Krankheit blaß und mager geworden. Doch neuerdings erkennt man, daß der Prozeß des Alterns zum großen Teil ein Mythos ist. In Wirklichkeit sind es unsere Lebensweise und unsere nur zu oft durch diese Lebensweise bedingten körperlichen Krankheiten, die uns auszehren.

Die Sache verhält sich folgendermaßen: Die grundsätzlich autonome natürliche Atmung bildet die eigentliche Basis der Energieversorgung unseres Körpers. Die Atmung gleicht das Verhältnis von Sauerstoff zu Kohlendioxyd aus. Sie sorgt dafür, daß wir den Sauerstoff mit unserer Nahrung restlos verbrennen, um Energiebausteine wie Proteine und andere lebenswichtige Stoffe zu bilden. Sie steuert auch die unterschiedlichen elektrischen Impulse, die unserem gesamten Leben zugrundeliegen, und diese wiederum überwachen alle möglichen Organfunktionen. Ich will nicht behaupten, daß schon die rechte Atmung Krankheiten oder Behinderungen zu heilen vermag, aber ich bestehe darauf, daß ohne rechte Atmung keine echte Heilung möglich ist. Symptome mögen sich beseitigen oder unterdrücken lassen, die eigentliche Ursache jedoch bleibt bestehen und kann in der gleichen oder in anderer Form wiederkehren. Hier werden Sie vielleicht einwenden, daß die Atmung doch automom funktioniert, auch wenn wir sie willkürlich beeinflussen können; und deswegen sollten wir sie lieber nicht manipulieren. Tatsache ist, daß autonome Prozesse nicht unveränderlich sind. Es handelt sich um Reflexe, die durch eine Reihe von Faktoren modifiziert oder verändert werden können.

Ich habe schon darauf hingewiesen, daß Krankheiten, die mit Behinderungen einhergehen, zu unnatürlichen

Muskelverspannungen führen, weil die Betroffenen versuchen, dadurch Gleichgewichtsstörungen und die nachlas-
senden Kräfte des Bewegungsapparates zu kompensieren.
Wenn bei einem Menschen die Beine versagen, wird er die
Bauchmuskeln und nur zu oft auch die Muskeln von Ge-
säß- und Lendenbereich anspannen, um sich selbständig
fortbewegen zu können. Normalerweise werden diese Muskeln nur kurz kontrahiert und dann losgelassen, doch ab-
nehmende körperliche Kraft kann zu einem anhaltenden
Verspannungszustand führen, der nicht nur Spastizität verursacht, sondern auch die Funktion der benachbarten
Region beeinträchtigt. Diese Problematik wird durch emo-
tionale Spannungen verschärft. Jede plötzliche seelische
Erschütterung erhöht den Tonus der Bauchmuskulatur.
Dieser erhöhte Tonus kann zum Dauerzustand werden
und seinerseits Störungen auslösen. Angst wirkt sich auch
im oberen Abschnitt des Brustkorbs nachteilig aus. Die
Verspannung ist hier bei allen Lebewesen gleich. Beim jungen Menschen steigert ein Spannungsgefühl im Bereich des
Magens die Herztätigkeit: Wir bekommen zum Beispiel
Herzklopfen, wenn wir ein attraktives Mitglied des anderen Geschlechts erblicken. Die gleiche Reaktion tritt ein,
wenn wir ein unangenehmes Gespräch führen müssen. Daher kommt die Redewendung: »Das Herz schlug mir bis
zum Hals.« All diese körperlichen und emotionalen Spannungen schädigen die normalen Funktionen des Körperstammes und stören infolgedessen auch den natürlichen
autonomen Atemreflex. Dadurch gerät das funktionelle
Zusammenspiel zwischen Körper und Gehirn aus dem
Takt.

Und hier kommt das Wunder der willkürlichen Atem-
kontrolle ins Spiel. Wir verfügen über einen eingebauten
Regulationsmechanismus, der uns die Dinge wieder in den
Griff bekommen läßt. Wir können grundsätzlich Körper
und Geist kontrollieren. Diese Erkenntnis liegt dem Ge-

sundheitsbegriff im Yoga zugrunde. Selbstverständlich genügt es nicht, wieder natürlich atmen zu lernen, aber der Atem ist nun einmal das wichtigste, und ohne ihn sind wir verloren.

Um einen Vergleich anzuführen: Wenn Sie über eine Stadt oder ein Dorf blicken, sehen Sie eine Unzahl verschiedener Gebäude – große, kleine, alte, neue, Katen, Villen, Stile vergangener Epochen, moderne Häuserblocks. Würden alle diese Gebäude zerstört, könnten Sie sehen, daß ganz ähnliche Reste, die Fundamente, übrigbleiben. Ein Haus mag den Stempel seines Besitzers tragen, aber die Fundamente sind die sichere Grundlage, auf der es errichtet wurde. Ohne Fundamente bricht das Gebäude zusammen. Das gilt auch für unser Leben, dessen Fundament der Atemenergiestrom ist.

VIERTES KAPITEL

Die Erneuerung der Lebenskraft

Woraus besteht eigentlich der natürliche Atemvorgang? Um diese Frage zu beantworten, müssen wir uns mit dem Gleichgewicht der Lebensvorgänge an sich befassen.

Die beiden Grundelemente des Lebens sind Willenskraft und Anspannung einerseits und Loslassen und Entspannung andererseits. Ohne den Willen zum Leben wären wir nicht lebensfähig. Tatsächlich heißt es, daß jede Zelle einen »Lebenswillen« besitzt. Es sind Urinstinkte, die uns bewegen, das Leben zu erhalten und uns fortzupflanzen. Diese sind eng mit der Anspannung verbunden, die notwendig ist, um uns körperlich und geistig voranzutreiben. Um optimal leben zu können, muß diesen Instinkten gegengesteuert werden. Wenn wir nämlich permanent unsere Willenskraft, Zielstrebigkeit und Anspannung ohne Entspannung strapazieren, brechen wir schließlich zusammen. Dauernd angespannte Muskeln verkrampfen sich, wie viele Behinderte erleben, wenn sie in den Armen oder Beinen Muskelkrämpfe bekommen. Genauso wirklich sind geistig-seelische Verkrampfungen. Deswegen ist es ebenso wichtig, sich gehenlassen und entspannen zu können. Leider haben wir aber diese Fähigkeit weitgehend eingebüßt.

Ursache dieses Verlustes ist das Bewußtsein, jene nur teil-
entwickelte Fähigkeit des Menschen. Vorausgesetzt, daß
wir unseren Geist beherrschen, ist Bewußtsein etwas sehr
Positives. Es vermittelt uns intuitives Wissen, macht uns
urteilsfähig und versetzt uns in die Lage, die Folgen unseres Handelns zu übersehen. Sind wir nicht Herr über den
Geist, dann grübeln wir, sind entscheidungsunfähig, ärgern
und quälen uns. Ein Tier, das einen Kampf zu bestehen
hatte, rollt sich danach zusammen und schläft. Unter gleichen Umständen pflegt der Mensch noch eine Zeitlang auf-
geregt zu überlegen, wie er dies und das hätte besser machen, was er hätte sagen sollen, wie er sich das nächste
Mal verhalten werde. Er gerät somit in einen Zustand fru-
strierter, zorniger Anspannung, der Tieren anscheinend
fremd ist.

Bei der natürlichen Atmung des unverbogenen Men-
schen werden rechte Willenskraft und Anspannung ent-
wickelt und in harmonischem Wechsel von ausgiebiger
Entspannung abgelöst. Jedes Einatmen entspricht einer
Anspannung, weil wir Luft in die Lunge ziehen müssen.
Anspannung ist daher ein Symbol für die Kontinuität des
Lebens. Jedes Ausatmen ist Entspannung, bei der die
Atemluft sanft durch die Nase ausströmen kann. Ein ver-
spannter Mensch kann nicht gründlich ausatmen, weil die
geistige Erregung den mit der Ausatmung einhergehenden
Zustand der Entspannung zunichte macht.

Abgesehen davon, daß jeder Atemzug das Gleichgewicht
zwischen Anspannung und Entspannung versinnbildlicht,
atmen wir auch unterschiedlich je nach den Bedürfnissen
des Körpers und des Gehirns. Wenn wir uns echt entspannen, ist unser Brustkorb unbewegt, und der sichtbare Beweis der Atmung ist, daß sich der Bauch geringfügig bewegt. Beim Einatmen wölbt er sich etwas vor, und beim
Ausatmen fällt er zusammen. Um die Brust zu bewegen,
müssen Muskeln angespannt werden, die den Brustkorb

dehnen. Von Entspannung kann dann keine Rede sein. Bei der Entspannung wird daher die relativ geringe Entfaltung der Lunge durch eine entsprechend kleinere Bewegung des Zwerchfells ermöglicht, jener Muskelplatte, die Bauch und Brust voneinander trennt und von den Ästen des Zwerchfellnervs (Nervus phrenicus) innerviert wird. Während sich das Zwerchfell senkt, schiebt sich die entspannte Bauchdecke vor, und wenn sich das Zwerchfell beim Ausatmen hebt, kehrt der Bauch in seine Ausgangslage zurück. Infolge körperlicher und seelischer Verspannung aktivieren viele Behinderte dennoch die Brustmuskeln, wenn sie sich zu entspannen versuchen. Oft besteht auch die Anspannung im Bereich des Bauchs fort. Selbstverständlich kann dann keine wirkliche Entspannung erreicht werden, und der fortwährende Spannungszustand wirkt sich immer nachteiliger aus. Da der Zustand der Entspannung das natürliche Gleichgewicht wiederherstellen soll, ist er überaus wichtig.

Da Körper und Gehirn in Phasen der Entspannung auf Sparflamme kochen, sollte demgemäß die Atmung entspannt, langsam und rhythmisch werden. Die Organsysteme arbeiten im Leerlauf, der Muskeltonus ist minimal. Folglich grübelt auch das Gehirn nicht über komplizierten Problemen, und sogar abschweifende Gedanken halten sich in Grenzen. Leider ist das aber bei vielen Menschen nur selten der Fall. Es ist experimentell nachgewiesen, daß die Anspannung weiterbesteht und das Gehirn seine unökonomische und störende Aktivität beibehält und auf diese Weise alle günstigen Auswirkungen eines weniger aktiven Zustandes blockiert. Das Syndrom der chronischen Müdigkeit ist in unserer Gesellschaft weit verbreitet.

Das Problem wird noch dadurch verschärft, daß wir die natürliche Art der Energiezufuhr, das Atmen, weitgehend verlernt haben. Die Atmung verändert sich, sobald wir geistig oder körperlich aktiv sind. Wir brauchen dann Energie, die unseren Körper und unser Gehirn durchströmt und weder blockiert noch fehlgeleitet werden darf. Wie dies bewerkstelligt wird, zeigt ein Blick auf die Anatomie des Körperstammes.

Im Gegensatz zu den meisten anderen Lebewesen ist der Mensch anatomisch für den aufrechten Gang geschaffen. Die Wirbelsäule weist von Natur aus zwei entgegengesetzte Krümmungen auf. Die Muskeln ermöglichen die aufrechte Haltung, und Rücken und Muskeln – auch das Zwerchfell – sind für die Energiezufuhr ideal angeordnet. Das Zwerchfell funktioniert wie der Kolben einer Injektionsspritze. Es bildet eine äußerst kräftige Muskelplatte, die den Brustkorb mit Herz und Lunge von der Bauchhöhle mit den Eingeweiden trennt. Das Zwerchfell ist so konstruiert, daß es sich mit der Atmung bewegt. Und zwar ermöglicht es nicht nur die Entfaltung der Lunge beim Einatmen, sondern es bewirkt auch eine Massage und Lockerung der Eingeweide und stimuliert durch die Pumpbewegung unsere Lebenskräfte. Durch natürliches und rhythmisches Atmen wird sogar die Herzfunktion verbessert. Die maximale Wirkung wird nur erreicht, wenn der Rumpf aufgerichtet ist, was dem modernen Menschen viel zu selten gelingt und was im Fall einer Behinderung wesentlich erschwert, wenn auch nicht grundsätzlich unmöglich ist.

Das Zwerchfell entspringt bauchseitig von den unteren Rippen und rückenwärts vom Lendenbereich der Wirbelsäule. Werden diese Rippen über die Zwischenrippenmuskeln bewegt, dann weitet sich der Brustkorb, und in der Folge wird das Zwerchfell gedehnt, die zentral gelegene Zwerchfellkuppel flacht sich nach unten ab, die Lunge kann sich entfalten, während auf den Bauch Druck ausgeübt wird. Wenn ausgeatmet wird, hebt sich die Zwerchfellkuppel wieder. Dabei senken sich die Rippen, und der Bauch entspannt sich. Jedenfalls *sollte* es so sein.

Ist der Rumpf nicht aufgerichtet, können die Zwischenrippenmuskeln die Rippen nicht bewegen, so daß auch die

Bewegung des Zwerchfells gehemmt wird. Je gebückter die Haltung, desto geringer ist der Bewegungsumfang des Zwerchfells und desto tiefer sinkt das Energieniveau. Das gleiche Problem entsteht, wenn ein Mensch die Brust herausstreckt, weil dann die Rippen in einer Stellung verharren, bei der das Zwerchfell dauerhaft gedehnt ist, so daß ebenfalls die Beweglichkeit eingeschränkt wird. Eine gesunde geistige und körperliche Verfassung hängt davon ab, ob der Mensch die natürliche energiespendende Atmung beherrscht und bei Bedarf entspannt atmen kann. Viele Menschen können weder das eine noch das andere und leben deswegen wie in einem Panzer. Folglich können sie sich gegen eine Krankheit oder Behinderung schlecht zur Wehr setzen, und ihr Zustand muß sich verschlimmern. Das mag vielleicht dogmatisch klingen, aber so ist es tatsächlich.

Wie ich bereits im vorigen Kapitel feststellte, können wir glücklicherweise unsere Atmung in hohem Maße willkürlich beeinflussen. Daraus ergibt sich eine indirekte Einflußnahme auf unser Leben und unsere Gesundheit. Damit wir lernen, unsere eigenen Kräfte zu erneuern, ist es daher sinnvoll, sich über diese Aspekte der Atmung genau zu informieren.

Entspannendes Atmen

Die grundlegenden Atemtechniken werden beim Yoga oft in Rückenlage auf dem Boden eingeübt. Das hat eine Reihe von Vorteilen. Der Rücken ist dabei entspannt und befindet sich in optimaler Haltung. Der Rumpf ist leicht gestreckt, und die Bewegungen sind leichter zu kontrollieren. Falls das Liegen auf dem Boden unzweckmäßig oder sehr unangenehm ist, können die Übungen auch durchaus im Sitzen gemacht werden.

Wir wollen dabei eine natürliche Fähigkeit wiedererler-

nen, die darum im Alltag liegend, sitzend oder stehend
beherrscht werden muß. Zum Üben sollten Sie locker sit-
zende Kleidung tragen. Bauch, Taille und Brustkorb dürfen nicht eingeschnürt sein. Auch enge Schuhe oder die
Armbanduhr werden besser abgelegt. Sofern Sie sich auf
den Boden legen können oder jemanden haben, der Ihnen
dabei hilft, sollten Sie eine Turnmatte oder eine Decke benutzen. Der Raum, in dem Sie üben, soll warm und zug-
frei sein. Am besten ist es, wenn Sie die Beine leicht grät-
schen. Die Fußgelenke sind locker, die Zehen nach außen
gewendet. Die Arme liegen seitlich am Körper, ohne ihn
zu berühren. Die Handflächen weisen nach oben. Rücken
und Hinterkopf ruhen fest und bequem auf der Unterlage.
Damit beschreibe ich natürlich die ideale Haltung, die Sie
im Rahmen Ihrer Möglichkeiten anstreben sollten. Dabei
sind kleine Tricks nützlich: Zum Beispiel kann man ein festes Kissen oder Polster zwischen die Knie legen, um die
Beine zu spreizen. Notfalls darf auch der Nacken unterstützt werden, aber die Schultern sollten am besten im di-
rekten Kontakt mit dem Boden entspannt werden.

Falls Sie im Sitzen üben, sollte der Rücken möglichst gerade aufgerichtet sein. Hierbei hilft oft ein kleines Polster
in Taillenhöhe. Die Hände liegen locker im Schoß, der
Kopf ist erhoben. In jeder Haltung wird am besten mit geschlossenen Augen geübt, denn das fördert die innere
Ruhe und Konzentration.

Oft dauert es recht lange, bis das entspannende Atmen
wieder beherrscht wird, aber es ist ein notwendiger und
lohnender Lernprozeß. Sobald die Atmung entspannt ist,
bessert sich zunehmend das körperliche Befinden. Wenn
der Körper sich wohl fühlt, wird auch der Geist gelassener.
Das hat unschätzbare Vorteile. Wir werden uns deswegen
zunächst theoretisch mit dem idealen, entspannenden
Atmen beschäftigen und dann danach praktisch üben. Das
entspannende Atmen erfolgt rhythmisch und unverkrampft.

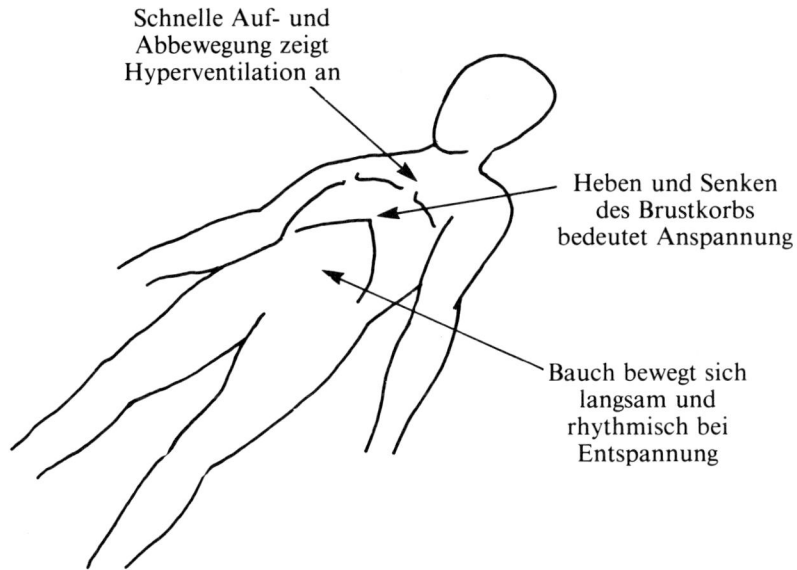

Schnelle Auf- und
Abbewegung zeigt
Hyperventilation an

Heben und Senken
des Brustkorbs
bedeutet Anspannung

Bauch bewegt sich
langsam und
rhythmisch bei
Entspannung

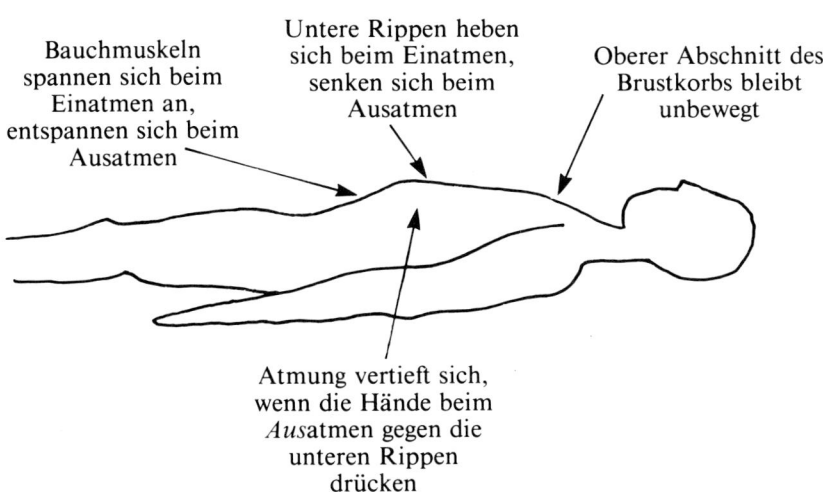

Bauchmuskeln
spannen sich beim
Einatmen,
entspannen sich beim
Ausatmen

Untere Rippen heben
sich beim Einatmen,
senken sich beim
Ausatmen

Oberer Abschnitt des
Brustkorbs bleibt
unbewegt

Atmung vertieft sich,
wenn die Hände beim
*Aus*atmen gegen die
unteren Rippen
drücken

Abb. 1: Die wesentlichen Aspekte der Atmung

Die einzige Bewegung besteht in einem leichten Heben und Senken der Bauchdecke. Das Ausatmen dauert länger als das Einatmen; denn Ausatmen selbst bedeutet Entspannung, Normalisierung der Körperfunktionen. Die Atmung ist nicht vertieft, aber der Atem strömt frei und ungehindert. Die normale Atemfrequenz von vierzehn bis sechzehn Atemzügen in der Minute wird erheblich gesenkt, nämlich auf einen Wert zwischen sechs und neun.

Bedenken Sie, daß in dem »Versuch, sich zu entspannen« ein klarer Widerspruch liegt. Entspannung ist das Gegenteil von aktivem Bemühen. Von sehr verspannten Menschen höre ich oft: »Ich bemühe mich doch so, mich zu entspannen!« Und wenn ich ihnen dann rate, sich nicht zu bemühen, erklären sie: »Ich versuche ja, mich nicht zu bemühen.« Zum Schlaf gehört die Ruhe, aber auch eine Reihe anderer Faktoren, von denen manche alles andere als entspannend sind. Im Schlaf tritt das Unbewußte vor. Wir atmen dann meist flach im oberen Lungenbereich, etwa in Höhe der Schlüsselbeine. Die Bauchbewegungen im Zustand der Entspannung hingegen bewirken, daß der Atem die gesamte Lunge erfüllt. Folglich ist das Bewußtsein nicht ausgeschaltet, sondern vertieft. Wenn Sie während der Entspannungsübung einschlafen, weist dies darauf hin, daß Sie die Kunst der Entspannung noch nicht beherrschen. Ich habe zwar betont, daß aktives Bemühen und Entspannen einander widersprechen, aber anfangs ist es oft nötig, sich richtig zu konzentrieren, um das Fundament zu erarbeiten.

Sowohl im Sitzen als auch im Liegen müssen Sie sich als erstes der Bauchbewegungen bewußt werden. Auf keinen Fall dürfen Sie den Bauch herausstrecken. Die Bewegung muß sanft und natürlich erfolgen. Genauso wichtig ist, daß der Brustkorb nicht bewegt wird. Oft merken die Übenden das nicht einmal, wenn die Bewegungen ziemlich ausgeprägt sind. Aktiv können sie daran nichts ändern, doch ist es möglich, den Geist in den Brustkorb zu lenken und dadurch die Bewegungslosigkeit zu fördern. Die verlangsamte Atmung können Sie außerhalb der Entspannungsübungen trainieren, indem Sie die Atemzüge mit Hilfe einer Uhr auszählen – etwa in acht bis zehn Sekunden einmal ein- und ausatmen –, bis Ihnen dieser Rhythmus in Fleisch und Blut übergegangen ist. Viele Menschen wundern sich, wieviel langsamer dies im Vergleich zu ihrer gewohnten Atemfrequenz ist. Solche Vorübungen sind nützlich, um ein Gefühl für das entspannende Atmen zu bekommen.

Die eigentliche Übung sollte jeweils mindestens fünf, vorzugsweise aber zehn Minuten dauern. Machen Sie sich die sanften Bewegungen bewußt, lauschen Sie Ihrem langsamen Atemrhythmus und geben Sie sich besonders dem Ausatmen hin. Erspüren Sie, wie die Entspannung Ihren ganzen Körper erfaßt. Sie werden feststellen, daß dieses Gefühl sich bald mit einer friedlicheren geistigen Verfassung verbindet. Wir alle brauchen täglich solche Phasen der Entspannung als Gegengewicht zu Streß und Anspannung.

Energietankendes Atmen

Das energietankende Atmen wird in der gleichen Weise eingeübt wie die Entspannung. Dafür gelten auch die gleichen Voraussetzungen, insbesondere muß die Wirbelsäule gestreckt sein. Es kann nicht genug betont werden, wie wichtig dieser Faktor ist. Das Atmen selbst geschieht aber anders, denn jetzt werden die Interkostal- oder Zwischenrippenmuskeln aktiviert, welche eine Bewegung der unteren Rippen bewirken. Bevor Sie mit der Übung beginnen, empfiehlt es sich, mit den Händen den Rippenbogen abzutasten, wo die Rippen ein umgekehrtes V bilden. Diese Region soll sich bewegen, nicht aber der obere Brustkorb und nicht der Bauch.

Bei der Entspannung wird die Atmung autonom, und
wir beobachten eigentlich, wie das Atmen geschieht, ohne
daß wir bewußt atmen. Um Energie zu tanken, wird jedoch bewußt geatmet, obwohl dieser Vorgang im Alltag
automatisch abläuft. Wir versuchen, das reflektorische Atmen zu korrigieren und die verlorengegangenen, natürlichen Atembewegungen wieder zu erlernen. Deswegen sollen jetzt beim Einatmen die unteren Rippen nach oben
außen bewegt werden. Der Bauch aber wölbt sich nicht
vor, und der obere Teil des Brustkorbs bewegt sich kaum.
Auf diese Weise wird das Zwerchfell viel stärker aktiviert.

Viele Menschen haben die Fähigkeit, so zu atmen, ganz
oder weitgehend verloren und leiden entsprechend unter
den Folgen der Fehlatmung. Deswegen bedürfen sie einer
ziemlich kräftigen Stimulierung, die manuell unterstützt
werden kann. Dazu werden die Hände seitlich – *nicht*
oben! – an den Brustkorb gelegt und beim Ausatmen ziemlich fest zur Mitte gedrückt. Dieser Druck darf *nur* beim
Ausatmen angewandt werden. Natürlich dürfen Sie diesen
Griff nicht praktizieren, wenn Sie sich gerade erst eine
Rippe angeknackst haben, aber sonst ist das Manöver un-
bedenklich, sofern es beim Ausatmen erfolgt. Dadurch,
daß Sie die unteren Rippen zur Körpermitte drücken, wird
die Atmung tiefer und langsamer. Beim Einatmen sollten
die Hände ganz weggenommen werden oder nur leicht auf-
liegen. Dies bewirkt eine vertiefte Einatmung, und außerdem bewegen sich die Zwischenrippenmuskeln wieder, sobald sich die Rippen heben und der Entfaltung der Lunge
nachgeben. Der Wechsel zwischen festem Drücken und
Loslassen vertieft und verlangsamt die Ausatmung und verbessert eine unzulängliche Funktion der Atemmuskulatur.
Beharrliches Üben wird dadurch belohnt, daß sich die
Atemfunktion insgesamt normalisiert.

Es ist äußerst wichtig, nicht mit aller Gewalt üben zu
wollen. Das Atmen ist ein natürlicher Vorgang und soll

Genuß bereiten. Sie dürfen sich nicht anstrengen, denn das ist antiproduktiv. Diese Erkenntnis müssen Sie sich zu eigen machen; zuviel kann nämlich genauso schädlich sein wie zu wenig. Wenn Sie das begreifen, lernen Sie leichter, Ihre Atmung auf die jeweilige Situation einzustellen. Angenommen zum Beispiel, Sie erwachen aus einem Traum: Das Herz klopft, und Sie atmen eher keuchend aus. Es ist absolut möglich, dieses Keuchen allmählich zu überwinden, indem Sie die Ausatmungsphase beharrlich nach und nach verlängern. Anfangs ist es nicht einfach, weil sich das Keuchen eingeschliffen hat. Ausdauer führt jedoch zum Ziel, und je länger die Ausatmung dauert, desto geringer wird die innere Unruhe.

Dies gilt auch für die Zwischenfälle im Alltag, die als Streßfaktoren wirken und die Atmung nachteilig beeinflussen. Wenn wir durch Üben allmählich diese beiden Grundformen des Atmens beherrschen lernen, haben wir wirklich das Fundament unseres Lebens geschaffen. Natürlich bedeutet das nicht, daß körperliche Probleme und geistig-seelische Nöte gleich ein Ende haben – es handelt sich nicht um eine Wunderkur! –, aber auf dem Fundament des natürlichen Atmens, das wir errichtet haben, können wir jetzt unsere körperliche und geistige Existenz besser begreifen und bewältigen lernen. Und das spielt beim Kampf gegen die Behinderung eine wesentliche, wenn nicht die entscheidende Rolle.

FÜNFTES KAPITEL

Andere Formen des Atmens

Neben dem Wiedererwerb der natürlichen Atmung, der Grundlage des Lebens, sind weitere Atemtechniken hilfreich. Entscheidend ist, daß man zuerst das Fundament setzt, auf dem dann allmählich und mit Sorgfalt aufgebaut wird. Versuchen Sie nicht, zu schnell zuviel zu erreichen.

Es gibt eine ausgezeichnete Übung, um den Körper durch das Atmen zu stimulieren und verhältnismäßig einfach einige der zahlreichen Veränderungen nachzuweisen, die richtiges Atmen bewirken kann. Die Rede ist von der Lockerung des Zwerchfells, mit der eine unbehinderte, vertiefte Atmung erreicht werden soll, die einen maximalen Bewegungsumfang des Zwerchfells garantiert. Am wirksamsten ist sie, wenn sie im Fersensitz auf dem Boden geübt wird, sie ist aber auch auf einem Stuhl oder im Rollstuhl sitzend möglich.

Falls Sie im Fersensitz auf dem Boden hocken können, beginnen Sie, indem sie sich tief vornüberneigen, so daß die Unterarme auf dem Boden ruhen und der Kopf locker herabhängt und beinahe den Boden berührt (Abbildung 2). Beim Vorneigen atmen Sie tief aus. Dann heben Sie, während Sie einatmen, die Arme über den Kopf, bis Sie sich

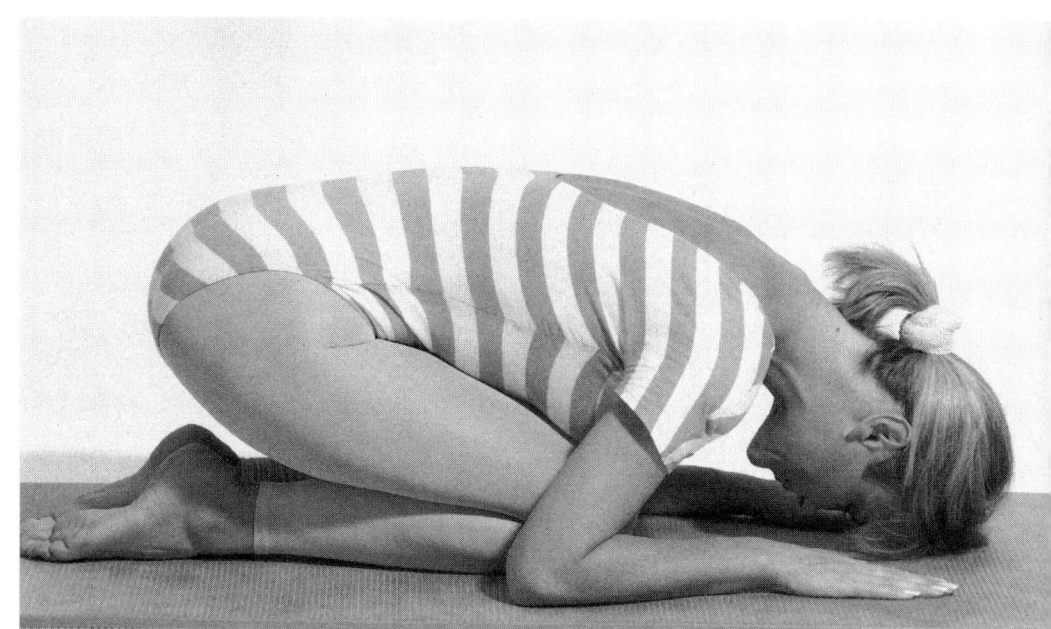

Abb. 2: Lockerung des Zwerchfells im Fersensitz, Phase 1

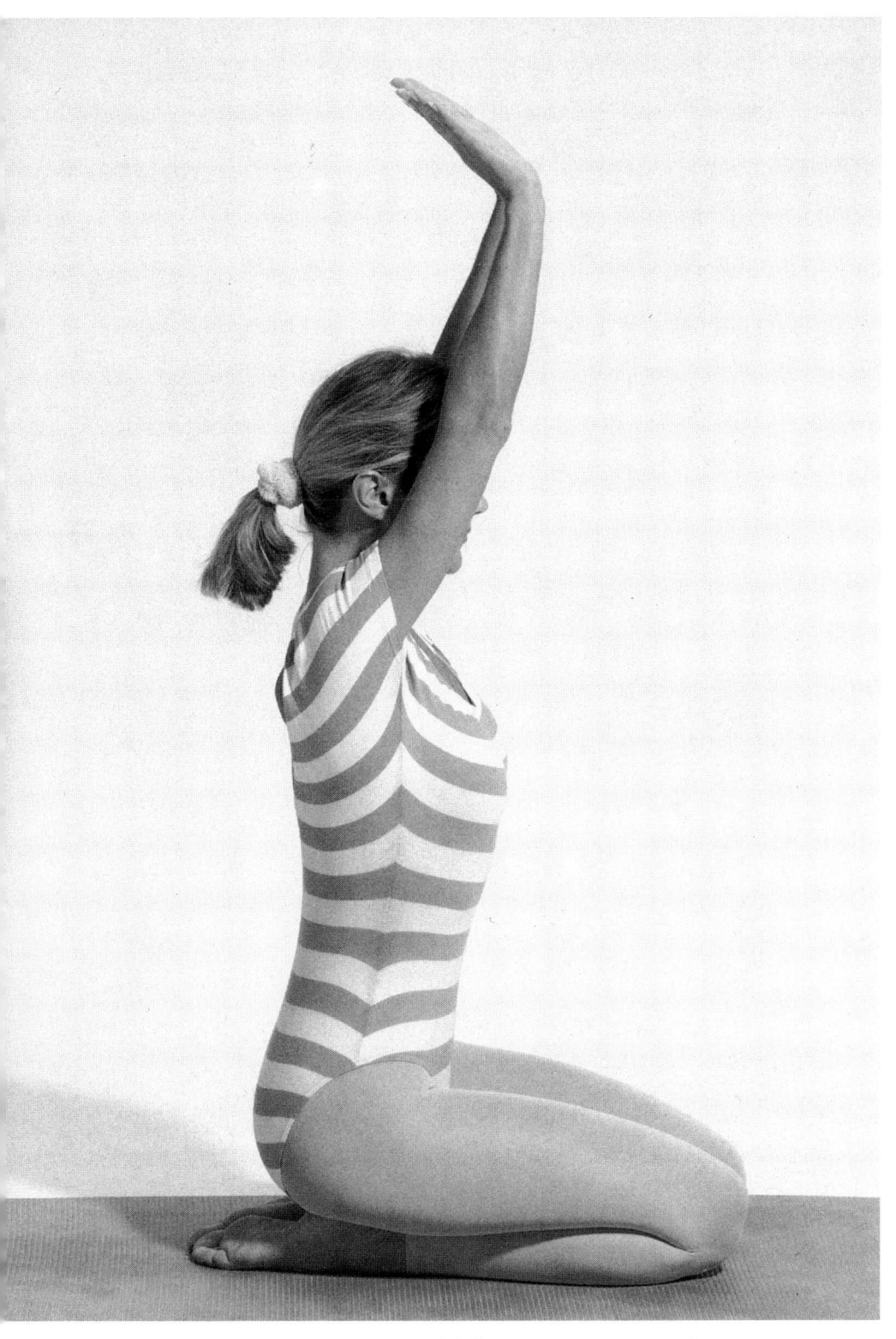

Abb. 3: Lockerung des Zwerchfells im Fersensitz, Phase 2

gerade aufgerichtet haben (Abbildung 3). Danach lassen Sie sich sofort wieder nach vorne fallen, während Sie kräftig ausatmen, bis die Unterarme wieder den Boden berühren und der Kopf baumelt. Diese Übung sollten Sie etwa zwölfmal wiederholen. Einatmung und Ausatmung erfolgen tief und ungehindert. Übrigens sollen Sie sich nicht graziös vorbeugen, sondern richtig zusammenfallen lassen.

Sie können diese Übung auch erlernen, wenn sie auf einem Stuhl oder im Rollstuhl sitzen. Zuerst ruhen dann die Unterarme auf den Oberschenkeln. Nun atmen Sie aus und lassen dabei die Arme an den Unterschenkeln herabgleiten, während der Oberkörper nach vorne sinkt, bis der Kopf über den Knien baumelt (Abbildung 4). Anschließend heben Sie, immer so gut Sie können, die Arme hoch und atmen dabei tief ein (Abbildung 5). Beim Ausatmen lassen Sie dann Arme und Oberkörper wieder nach vorne zusammensinken. Selbstverständlich müssen Sie aufpassen, daß Sie das Gleichgewicht halten und Stuhl oder Rollstuhl fest stehen. Wenn Sie die Arme nicht richtig bewegen oder das Gleichgewicht nicht halten können, lassen Sie sich von einem Betreuer bei der Übung helfen.

Neben vielen anderen Veränderungen führt diese Übung zu einer Zunahme des aktiven Muskeltonus. Strecken Sie probehalber einen Arm mit der Handfläche nach unten im rechten Winkel zur Seite aus, und bitten Sie einen Freund, seine eine Hand auf Ihre entgegengesetzte Schulter, die andere auf das Handgelenk Ihres ausgestreckten Arms zu legen und dann Ihren Arm herunterzudrücken, während Sie sich möglichst fest dagegenstemmen. Wenn Sie diesen Versuch vor und nach der Übung zur Lockerung des Zwerchfells machen, werden Sie nach der Übung eine deutliche Zunahme des Muskelwiderstandes beobachten können, die sich auch auf die Beine erstreckt (siehe auch neuntes Kapitel: Beharrlichkeit). Entscheidend ist für Sie die Erkenntnis, daß dieser Effekt allein durch Tiefatmung herbeige-

führt wurde: ohne Pillen, ohne Spritzen, ohne andere
Behandlung. Natürlich hält der verbesserte Muskeltonus
nicht lange an, aber er ist ein klarer Beweis dafür, wie die
Atmung die Funktionen des Körpers verändert; und ähnlich wird auch die Gehirnfunktion verbessert.

Bei einem Behindertentreffen ließ sich ein Mädchen, das
im Rollstuhl saß, von mir helfen. Wie sie erzählte, litt sie
an einer seltenen neurologischen Erkrankung, in deren
Folge ihre Armmuskeln atrophierten. Zum ersten Mal in
ihrem Leben übte sie das zwerchfellockernde Ausatmen im
Rollstuhl, und danach war der Muskeltonus so stark, daß
ich ihren Arm kaum bewegen konnte. Nur zu oft glauben
wir leider den Unfug, der uns mit dem Anspruch der Au-
torität eingeredet wird!

Diese und andere Atemtechniken sind noch aus zwei anderen Gründen sehr nützlich. Zum einen wird die Lunge
gründlich von verbrauchter Atemluft befreit, zum anderen
die Herzfrequenz beschleunigt. Schlechte Beatmung und
ein träges Herz sind Folgen einer sitzenden Lebensweise,
was man nur zu oft ignoriert. Eine flache Atmung führt
vor allem bei stark eingeschränkter körperlicher Aktivität
dazu, daß der Gasaustausch nur in den oberen Anteilen
der Lunge erfolgt. In den unteren Lappen befindet sich
weitgehend verbrauchte Atemluft. Dadurch wird nicht nur
die Atmung verringert, sondern auch die Lungenfunktion.
Zu den größten Gefahren für Behinderte zählt die Inaktivi-
tätsatrophie: Wer rastet, der rostet. Die Folgen sind mitunter schlimmer als das Grundleiden. Die Herzfrequenz bei
nur begrenzt oder gar nicht bewegungsfähigen Menschen
zu stark zu beschleunigen, wäre unklug, doch eine gewisse
Stimulierung ist gleichwohl wünschenswert, und diese
Atemtechnik verbessert die Herz- und Lungenfunktion
gleichermaßen.

Normalerweise soll die Atmung bei der oben beschriebenen Zwerchfellockerung über die Nase erfolgen, denn die

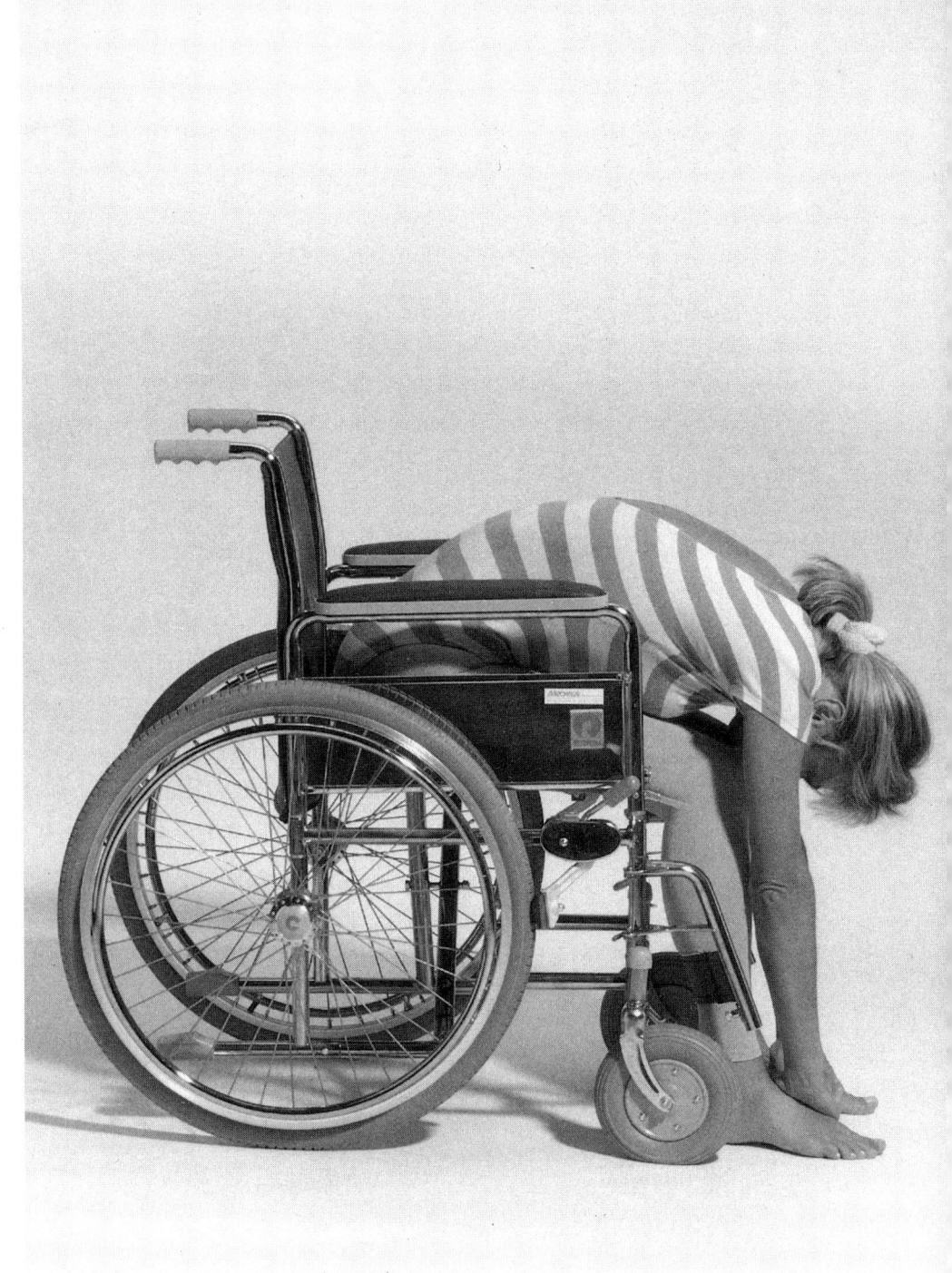

Abb. 4: Lockerung des Zwerchfells in sitzender Haltung, Phase 1

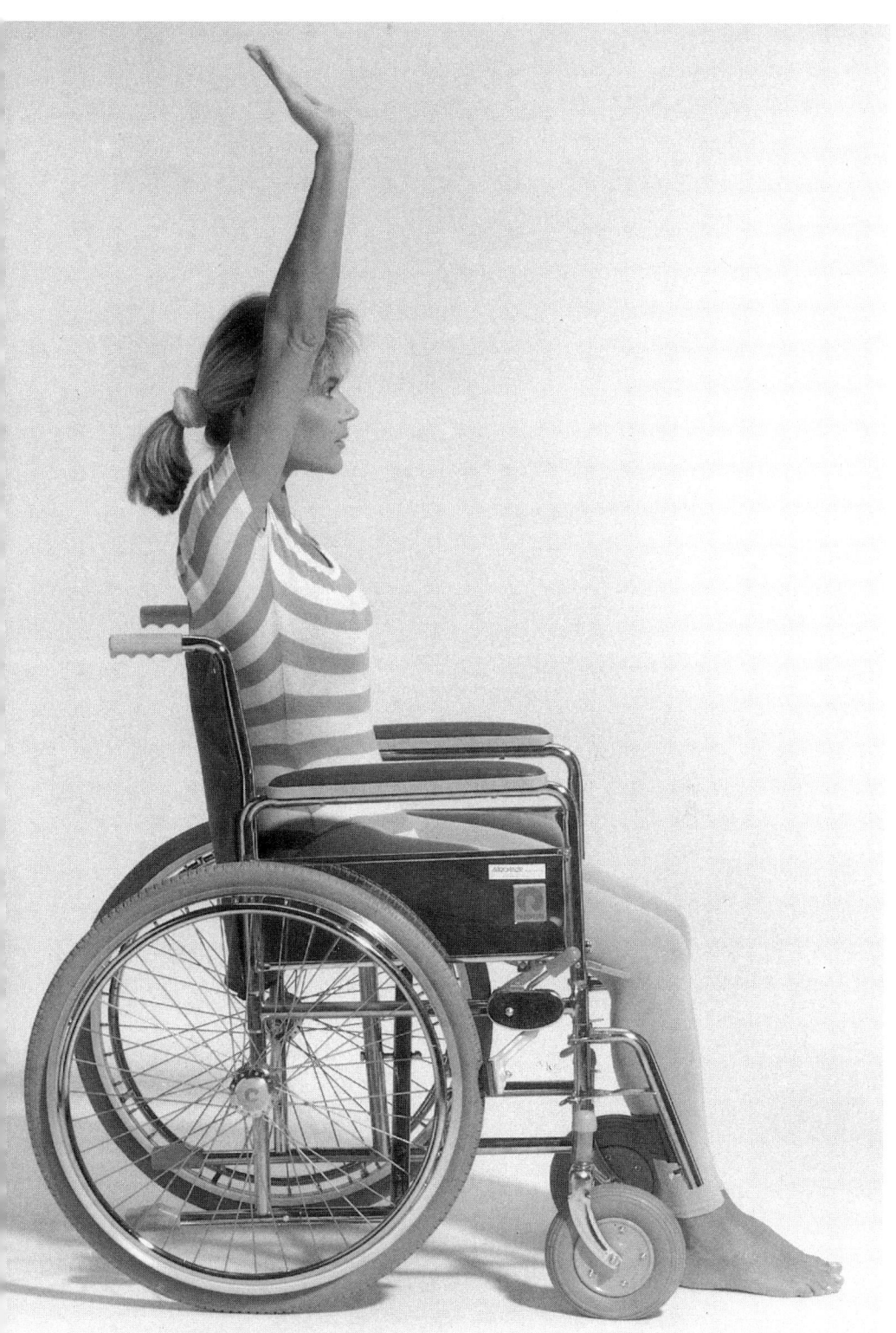

Abb. 5: Lockerung des Zwerchfells in sitzender Haltung, Phase 2

Nasengänge stellen die eigentlichen Atemkanäle dar. Doch wird der Mund geöffnet, will man die Lunge beim Ausatmen von verbrauchter Luft reinigen. Beim Vornübersinken ist dann ein vernehmliches, seufzendes »Ha« zu hören. Gleichzeitig werden die Bauchmuskeln möglichst stark kontrahiert, um das Zwerchfell nach oben zu drücken. Wenn Sie ungefähr sechsmal auf diese Weise atmen, wird die Lunge gereinigt und das Herz stimuliert.

Berghaltung

Vertiefte Atmung oder Vollatmung ist ein gern gebrauchter Begriff. Normalerweise ist eine vertiefte Atmung nicht erforderlich, weil das natürliche Atmen für unsere körperlichen und geistigen Aktivitäten im allgemeinen ausreicht. Der Sinn vertiefter Atmung besteht darin, die Funktionstüchtigkeit des Organismus zu erhalten und im Bedarfsfall verfügbar zu machen. Eine Übung, bei der die vertiefte Atmung auf dem Boden, auf einem Stuhl oder im Rollstuhl sitzend trainiert werden kann, ist die Berghaltung. Sie sitzen also aufrecht, die Arme hängen locker herab, und zuerst atmen Sie kräftig aus. Dann atmen Sie ein und heben dabei die gestreckten Arme seitlich hoch und über den Kopf. Die Arme sollten möglichst hinter der Linie der Schulterblätter erhoben werden, um die Dehnung zu verstärken und die Rumpfmuskeln zu strecken. Heben Sie die Arme über den Kopf, so daß sie die Ohren berühren. Es empfiehlt sich, am Punkt der stärksten Dehnung die Daumen zu verschränken, weil das die Übung erleichtert. Die Lunge hat sich jetzt voll entfaltet, die Rumpfmuskeln sind kontrahiert. Nach ein paar Sekunden lassen Sie die immer noch gestreckten Arme langsam sinken, während Sie ausatmen. Bewegungen und Atmung müssen exakt koordiniert erfolgen: mit dem Einatmen beginnt die Bewegung und mit dem Ausatmen endet sie. Üben Sie die Berghaltung gesammelt und langsam ungefähr sechsmal. Sie verbessern dadurch Ihre Lungenkapazität und kräftigen Brust und Arme.

Natürlich wird die Berghaltung vielen Behinderten nicht im vollen Umfang gelingen, aber regelmäßiges, sorgfältiges Üben, das indessen nicht anstrengen darf, kann oft Wunder wirken. Dabei kann die sogenannte »frottierende Atmung«, eine vertiefte, verzögerte Atmung bei halbem Stimmritzenverschluß, sehr hilfreich sein. Sie atmen wie beim energietankenden, natürlichen Atmen ziemlich tief mit geschlossenem Mund und dehnen dabei die unteren Rippen. Gleichzeitig wird die Glottis (Stimmritze) halb geschlossen und wirkt wie ein Ventil, das Luft in die Lunge filtert. Dieser Teilverschluß der Glottis erzeugt hinten in der Kehle ein scharfes zischendes Geräusch. Auch die langsame, kontrollierte Ausatmung erfolgt bei halbem Stimmritzenverschluß. Es dauert eine Zeitlang, bis man imstande ist, das Zischen mühelos hervorzubringen, aber es lohnt sich wirklich, die frottierende Atmung ordentlich zu üben.

Nasenwechselatmung

Ich möchte noch eine weitere Atemtechnik erläutern, die wir Nasenwechselatmung nennen. Seit Hunderten von Jahren wissen die Yogis, daß der Atemstrom stets einseitig stärker ist und etwa im Rhythmus von neunzig Minuten wechselt.

Die westliche Medizin macht sich erst neuerdings mit diesem Wissen vertraut. Experimentell wurde nachgewiesen, daß wir im Laufe des Tages jeweils zu ungefähr vierzig Prozent durch das eine bzw. andere Nasenloch und zu zwanzig Prozent durch beide Nasenlöcher atmen. Wie kommt das? Es scheint mit der Homöostase zusammenzuhängen, darunter versteht man das Gleichgewicht der phy-

siologischen Körperfunktionen, und das eröffnet uns allmählich tiefere Einsichten in die Rolle der Atmung.

Die Nasenwechselatmung bewirkt, daß der gesamte Vorgang der Atmung ausgeglichener wird, regt das Nervensystem an und vermittelt ein Gefühl der inneren Ruhe. Sie
hat sich bei vielen Menschen, die an Migräne oder an
nervösen Spannungen leiden, großartig bewährt. Für die
Nasenwechselatmung nehmen Sie die rechte Hand und
verschließen das rechte Nasenloch mit dem Daumen. Zei-
ge- und Mittelfinger werden zur Handfläche hin ge-
krümmt, und der Ringfinger verschließt das linke Nasenloch. Nachdem Sie ausgeatmet haben, verschließt der Daumen das rechte Nasenloch, so daß die Einatmungsluft
durch das linke Nasenloch einströmt. Dieses wird dann
vom Ringfinger zugedrückt, so daß die Nase blockiert ist
und der Atem angehalten wird. Jetzt gibt der Daumen das
rechte Nasenloch frei, und durch dieses wird nun schön
langsam ausgeatmet, während das linke verschlossen bleibt.
Anschließend wird gleich wieder zügig durch das rechte
Nasenloch eingeatmet. Beide Nasenlöcher werden zugehal-
ten, der Atem angehalten, dann der Ringfinger weggenommen, und nun wird langsam durch das linke Nasenloch
ausgeatmet. Dies zählt als einmal.

Die nächste Runde beginnt, indem man wieder durch
das linke Nasenloch einatmet und so weiter. Wichtig ist,
zuerst die richtige Technik zu erlernen, so daß man sich
später ruhig und gelassen der Wechselatmung hingeben
kann. Sie können deswegen anfangs einfach üben, die Fin-
gerbewegungen richtig auszuführen, und sie später mit dem
Atmen kombinieren. Mitzählen kann verwirren, aber grundsätzlich   gilt, relativ rasch einzuatmen, den Atem etwa
viermal solange wie die Einatmungsdauer anzuhalten und
noch langsamer auszuatmen.

Wenn Sie die Nasenwechselatmung erst beherrschen, ist
sie ziemlich einfach. Es kommt also darauf an, langsam zu

üben und zunächst die einzelnen Komponenten zu erarbeiten. Es gibt keine Richtlinien, wie lange Sie jeweils üben sollen – wenn Sie mit sich im reinen sind, wird Ihre Intuition Sie leiten. Anfangs sollten es aber mindestens drei und höchstens zehn Runden sein. Alle Atemtechniken, die ich in diesem Kapitel erklärt habe, sind äußerst hilfreich, und es gibt noch viele andere. Sie sollten sich allerdings darüber im klaren sein, daß Stille und Beherrschung wesentliche Elemente des Yoga sind und daß es unsinnig ist, wenn wir uns mit vielen verschiedenen Techniken verwirren. Wir müssen gründlich und langsam vorgehen, und wenn es uns nur gelingt, die natürliche Atmung wieder zu erlernen, haben wir bereits den wichtigsten Schritt getan. Oberflächliche Vielseitigkeit ist beim Yoga nutzlos.

Üben Sie deswegen langsam und beständig, bis Sie das natürliche Atmen beherrschen und je nach Erfordernis im Atmen sich entspannen oder neue Energie zuführen können. Wir können diese Techniken gut mit der am Beginn dieses Kapitels beschriebenen Lockerung des Zwerchfells kombinieren; denn diese fördert eine ungehinderte, vertiefte Atmung und wirkt anregend auf Körper und Geist. Wer lebt, muß atmen, egal, welche Probleme auf ihm lasten. Es ist somit nur ein kleiner Schritt vom Atmen, um zu leben, zum Atmen, um die Lebenskräfte und die Gesundheit zu stärken.

Sechstes Kapitel

Der Bewegungsmechanismus

Auf den folgenden Seiten werde ich ausführlich auf das Thema Bewegung eingehen: auf Art und Ursache von Bewegung sowie auf ihre Beziehung zu Atem und Geist. Ungeduldige Leser mögen drängen: »Nun mach schon, red nicht solange drum herum, komm zur Sache!« Ungeduld jedoch ist eng verbunden mit Streß, mit der Unruhe des Geistes. Yoga wirkt dieser Unruhe entgegen, und deswegen müssen wir langsamer und in der richtigen Reihenfolge vorgehen. Dem Ungeduldigen nachzugeben, hieße, den unruhigen Geist zu bestärken, und das schadet nur.

Ich sprach bereits von dem Wunder, das wir als Säuglinge vollbrachten, als wir uns aus einem hilflosen Bündel zum Kleinkind entwickelten, das Arme und Beine koordiniert gebrauchen konnte. Diese Fertigkeit erwarben wir, ohne daß uns jemand unterrichtete oder dauernd half. Weder übten wir bewußt, noch nahmen wir die Logik zu Hilfe oder dachten lange über den Vorgang nach. Fast jeder kennt die Geschichte vom Tausendfüßler, der gefragt wurde, mit welchem Fuß er zuerst auftrete, und darüber so verwirrt war, daß er stolperte. Auf den Menschen übertragen bedeutet dies, daß unsere Glieder versagen, sobald wir uns nicht spontan autonom bewegen, sondern unsere Bewegungen bewußt kontollieren. Wenn man einen normal bewegungsfähigen Menschen auffordert, ganz langsam zu gehen und sich jede einzelne Phase des Bewegungsablaufs bewußt zu machen, wird er wahrscheinlich ebenfalls stolpern.

Auch am autonomen Vorgang der Bewegung sind die drei Hauptfaktoren Gehirn, Atem und Körper beteiligt. Das Gehirn veranlaßt das autonome Nervensystem zu funktionieren. Auch das Atemzentrum erfährt so, welche Form der Atmung gerade angezeigt ist. Sind wir zum Beispiel plötzlich mit einem geistigen Problem konfrontiert, dann wird dem Atemzentrum signalisiert, die Atmung zu verändern, damit der benötigte Energiestrom die Neuronen (= Funktionseinheiten im Nervensystem) erreicht und wir uns auf die Lösung des Problems konzentrieren können. Die willkürliche Kontrolle, der Gebrauch des Bewußtseins, ist eine der höchsten Gaben der Menschheit, wenn wir richtig mit ihr umzugehen wissen. Im anderen Fall aber wird unser Leben dadurch erschwert.

Wir wollen das etwas genauer betrachten. Wenn Sie imstande sind, Ihre Arme normal zu bewegen, können Sie ein kleines Experiment versuchen. Setzen Sie sich an einen Tisch und legen Sie einen Arm und die Hand locker auf die Tischplatte. Machen Sie sich Ihre Atmung bewußt, die jetzt tief und rhythmisch sein soll. Nun stellen Sie sich im Geist vor, daß Sie gleich den Arm heben werden, ohne den exakten Zeitpunkt der Bewegung vorzugeben. Lassen Sie die Bewegung geschehen, wenn die autonome Funktion des Gehirns sie auslöst. Wiederholen Sie den Versuch zwei- oder dreimal. Und nun achten Sie während der Bewegung auf Ihren Atem! Sie werden verblüfft feststellen, daß sich der Arm beim Einatmen hob, nicht beim Ausatmen. Dies beruht darauf, daß durch das Einatmen eine leichte Anspannung der Muskeln erzeugt wird, während das Ausatmen sie entspannt. Wenn Sie jetzt den Arm absichtlich einmal beim Einatmen und dann beim Ausatmen anheben, werden Sie merken, daß er sich schwer anfühlt, wenn Sie ihn während des Ausatmens bewegen. Wenn Sie die Bewegung möglichst automatisch ausführen, also das Bewußtsein kaum beteiligen, wird Ihnen auffallen, daß die Muskeln kaum angespannt werden müssen, um den Arm zu heben. Benötigt wird nur ein gesunder Muskeltonus, nicht aber die Fähigkeit, eine erhöhte Muskelspannung zu erzeugen. Zwei wesentliche Aspekte der Muskeltätigkeit sind zum einen der Tonus, das ist die Fähigkeit, den für die Aktivität nötigen minimalen Spannungszustand des Muskelgewebes zu erhalten, zum anderen die Kontraktilität, das ist die Verkürzungsfähigkeit der Muskelfaser.

Während der Unterarm auf der Tischplatte ruht, reden Sie sich ein, daß seine Muskeln schwer lädiert sind und daß es praktisch unmöglich ist, den Arm zu heben. Dann versuchen Sie, den Arm zu heben. Sofern Sie Ihrem Gehirn wirklich nachdrücklich signalisiert haben, daß Sie es nicht können, werden Sie entweder gleich aufgeben oder sich enorm anstrengen müssen, um den Arm zu heben. Sie werden dazu auf der betreffenden Seite sämtliche Muskeln von Hals, Schulter, Oberarm, Unterarm, Handgelenk, Handfläche und Fingern anspannen müssen. Dabei werden Sie sich dermaßen verkrampfen, daß Sie kaum eine Bewegung zustandebringen. Sie haben sich also allein durch die Macht des Geistes vorübergehend zum Behinderten gemacht. Der gleiche Versuch gelingt auch mit den Beinen oder mit irgendeinem anderen Teil des Körpers. Ängstigen Sie sich wegen Ihres Sprechvermögens, und es wird Ihnen bald die Sprache verschlagen. Wenn Sie die Angst auf die Augen lenken, sehen Sie bald verschwommen; übertragen Sie sie auf die Ohren, dann hören Sie bald schlechter.

Um die natürliche Beweglichkeit des Körpers zu erhalten, wiederherzustellen oder zu verbessern, müssen Sie seine autonomen Funktionen maximal nutzen und diese, soweit notwendig, durch ruhige, bewußte Ermutigung unterstützen. Ich möchte diese Behauptung an einem Beispiel verdeutlichen. Vor kurzem besuchte ich einen Mann, der an einer schweren multiplen Sklerose leidet. Sein Hauptsyndrom ist ein ausgeprägter Intentionstremor. Wenn er von seinem Stuhl aus versucht, nach etwas zu greifen, zittern seine Arme völlig unkontrollierbar. Man nennt das auch Zielwackeln. Ich hatte eine Grußkarte von einigen seiner Freunde mitgebracht. Diese steckte in einem ziemlich festen Umschlag. Als ich dem Mann die Karte überreichen wollte, war der Tremor so schlimm, daß ich sie ihm in die Hand drücken mußte, damit er sie überhaupt halten konnte. Während nun die Karte mit Umschlag in seiner Hand lag, unterhielt ich mich mit ihm und zwei weiteren Anwesenden über ganz andere Dinge. Im Laufe dieses Gesprächs nahm er die Karte vollkommen selbständig aus der Hülle! Deswegen heißt dieses Zittern auch Intentionstremor (Intention = Absicht) – es ist ein bewußtes Unterbrechen eines autonomen Vorgangs. Natürlich liegt diesem Phänomen vor allem eine Schädigung des Nervensystems zugrunde. Daß der Körper diese Schäden kompensieren oder sogar überwinden kann, wird aber deutlich, wenn die bewußte Angst beseitigt wird und die autonome Funktion wieder in den Vordergrund tritt.

Verspannung durch Angst

Durch Angst verursachte neuromuskuläre Verspannungen wirken sich im Leben jedes Menschen nachteilig aus. Sobald eine körperliche Aktivität von uns verlangt wird, die uns nicht vertraut ist, verspannen wir uns und erschweren dadurch die Ausführung. Dies kann man in zahllosen Yoga-Kursen für Nichtbehinderte beobachten, deren Teilnehmer unter enormen geistigen und körperlichen Streß geraten, wenn sie eine Haltung einüben sollen, vor der sie etwas Angst haben. In meinen Augen ist das »Streß durch Yoga« oder wie man sich durch Yogaübungen krank machen kann! Tatsache ist, daß wir alles ins Gegenteil verkehren können, wenn wir uns entsprechend verhalten. Deswegen ist es so wichtig, von Anfang an das richtige Vorgehen zu begreifen.

Bei Behinderungen ist das Problem noch komplizierter. Menschen mit angeborenen Mißbildungen oder mit definitiven Behinderungen, beispielsweise einer Lähmung, neigen weniger dazu, sich mit Bewegungen zu quälen, von denen sie wissen, daß sie nicht dazu instande sind. Oft erfinden sie sehr geschickte Ersatzbewegungen, die in das autonome Muster integriert werden. Ganz deutlich sind aber die Schwierigkeiten, wenn die Erkrankung eines Menschen allmählich zur Behinderung führt und er nie genau weiß, wie schwer die Schädigung konkret ist. Er hofft dann auf eine Besserung und wird sich unnötig und oft zu seinem Schaden überanstrengen, um eine Bewegung einzuüben.

Gerade hier ist Yoga wichtig, denn die gesamte Idee des Yoga gründet sich auf die Bewahrung der Kräfte. Wenn wir die Yogahaltungen einüben, wollen wir mit möglichst minimaler Anspannung das beste Ergebnis erzielen. Diese Auffassung von der Bewegung ist einer der Aspekte des Yoga, der für körperlich Behinderte eine besondere Bedeutung hat. Die Bewegungen müssen stets langsam, ruhig und gelassen ausgeführt werden. Falls Sie große Schwierigkeiten haben, die Beine oder Arme zu bewegen, sollten Sie sich weitgehend damit begnügen, die Bewegung der betreffenden Gliedmaßen einfach zu visualisieren, das heißt, sie sich geistig bildhaft vorzustellen.

Bei der Rehabilitation spielt die Aktivierung und passive Bewegung geschädigter Gliedmaßen durch einen Therapeuten eine Rolle, doch darf sie nicht überschätzt werden;

denn grundsätzlich kommt es darauf an, daß Sie selbst die
Verbindungen zwischen Gehirn und Körper (unterstützt
vom Atem) aktivieren. Beim passiven Üben werden die
Gliedmaßen zwar momentan bewegt, aber das Gehirn
schaltet quasi ab, so daß keine Nervenleitwege reaktiviert
werden. Dies gilt übrigens auch, wenn beispielsweise ein
Arm nicht zu funktionieren scheint und die betroffene Person diesen Arm immer nur bewegt, indem sie ihn mit der
Hand der Gegenseite führt. Mitunter ist das wohl nötig,
aber in Wirklichkeit hilft es nicht, denn dadurch wird im
Gehirn ein neuer, autonomer Reaktionsablauf gebahnt.
Dieser hat zur Folge, daß zum Beispiel immer der linke
Arm aktiviert wird, um den rechten Arm zu bewegen, und
folglich der Reflex, den rechten Arm unmittelbar zu bewegen, verlernt wird. Natürlich ist der richtige Weg langsam
und oft beschwerlich, aber dies *ist* nun einmal der richtige
Weg, und im allgemeinen hat ein behinderter Mensch
reichlich Zeit, um ordentlich zu üben.

Immer wenn Sie körperlich aktiv sind, ob im Alltag, bei
gymnastischen Übungen oder bei den Yogahaltungen (die
keine gymnastischen Übungen sind), denken Sie an die drei
Dinge, auf die es ankommt: Gehirn, Atem, Körper. Erin-
nern Sie sich an die Regel, daß nichts im Leben rein körperlich oder rein geistig-seelisch bedingt ist, sondern daß
alles auf der Interaktion zwischen Geist, Energie und körperlicher Einheit beruht. Ich habe erlebt, wie Menschen,
die sich jahrelang nicht gerührt hatten, allein durch richtiges Atmen und geistige Entspannung wieder ihre Beine bewegen konnten. Ich habe erlebt, wie andere zum erstenmal
seit Jahren ohne Hilfe vom Boden aufstehen konnten. Sind
die Hemmungen erst beseitigt, können die schlummernden
Kräfte des Körpers geweckt werden, und dann erst können
wir prüfen, ob und wo Fortschritte möglich sind. Deshalb
wollen wir uns, bevor wir zu den eigentlichen Übungen
kommen, eingehend mit der Visualisierung beschäftigen.

Visualisierung

Im ersten Kapitel erwähnte ich, wie es den Yogis durch Visualisierung gelang, Körpertemperatur und Herzfrequenz nachweislich zu verändern. Daraus lernen wir, daß der Geist, wenn er beharrlich und stärker als die einwirkenden Sinnesreize ist, schließlich die Reaktionen des Gehirns lenken und weitgehend beherrschen kann. Diese Erkenntnis ist ganz wesentlich, bedeutet sie doch, daß wir die Grenzen, in denen sich unser Leben bewegt, weiten können. Wir wissen nicht, wo diese Grenzen zu ziehen sind, aber es ist eine der größten Herausforderungen und ein aufregendes Unterfangen, dies herauszufinden. Derzeit arbeite ich mit Visualisierungen, um Körperfunktionen, zum Beispiel auch Bewegung, zu verbessern. Durch Visualisierung können wir von speziellen Bewegungen und anderen Übungen optimal profitieren.

Geübt wird im Sitzen. Auch hier müssen jedoch bestimmte Voraussetzungen erfüllt sein, die wichtigste ist, aufrecht zu sitzen. Dies dürfte nun für viele sehr schwer und zeitweise sogar unmöglich sein, vor allem, wenn verlangt wird, daß die aufrechte Haltung nicht steif und verspannt, sondern locker und entspannt sein soll. Ob Sie auf einem Stuhl oder im Rollstuhl üben, achten Sie zuerst darauf, daß die Sitzgelegenheit eine gerade Rückenlehne hat, und lassen Sie in Taillenhöhe möglichst ein kleines Polster anbringen, damit Sie bequem sitzen und die Wirbelsäule ausbalanciert ist. Dann versuchen Sie, die Muskeln des Oberkörpers und der Schultern zu heben (aber kein Achselzucken, sondern richtiges Heben!), so daß der gesamte Rumpf leicht gedehnt wird. Tun Sie das mehrere Male, dann verschwindet das gepreßte Gefühl, vor allem im Bauchraum. Dort finden so viele lebenswichtige Funktionen statt, daß diese Druckentlastung von zentraler Bedeutung ist. Anschließend versuchen Sie, mehrmals mit den

Schultern vorwärts und rückwärts zu kreisen, das lockert
die Schulterblätter.

Nun machen Sie ein paar behutsame Kopfbewegungen.
Atmen Sie ein und drehen Sie beim Ausatmen den Kopf
langsam nach rechts. Die Drehung endet mit der Ausatmung. Atmen Sie wieder ein und drehen Sie dann beim
Ausatmen den Kopf noch etwas weiter nach rechts. Atmen
Sie in dieser Haltung ein paarmal langsam ein und aus und
entspannen Sie beim Ausatmen die Hals- und Schulter-
muskeln. Dann atmen Sie ein, während Sie den Kopf in
die Ausgangsposition zurückführen, und drehen ihn, während Sie ausatmen, nach links. Wiederholen Sie nun die
ganze Übung, also erst beim Ausatmen den Kopf drehen,
dann beim Ausatmen die Muskeln entspannen. Beim Einatmen schließlich den Kopf wieder zur Mitte führen, so
daß Sie geradeaus blicken. Dann lassen Sie beim Ausatmen das Kinn auf die Brust fallen.

Bei den folgenden Atemzügen lassen Sie den Kopf nach
vorne sinken, während Sie ausatmen; das dehnt die Nak-
kenmuskeln. Beim Einatmen heben Sie dann den Kopf
und lassen ihn nach hinten sinken. Die Zähne sind dabei
in Okklusionsstellung. Und nun lassen Sie bei jedem Ausatmen den Kopf etwas weiter nach hinten fallen, so daß
die Muskeln an der Vorderseite des Halses gestreckt werden. Schließlich heben Sie den Kopf wieder in die Grund-
haltung. Jetzt falten Sie die Hände im Schoß, schließen die
Augen und beginnen in aufrechter Haltung mit dem langsamen, entspannenden Atmen. Achten Sie darauf, daß der
Brustkorb sich nicht rührt und der Bauch sich beim Einatmen leicht vorwölbt und beim Ausatmen zusammenfällt.
Lauschen Sie Ihrem Atem. Spüren Sie, wie er ungehindert,
frei und rhythmisch strömt. Achten Sie besonders darauf,
wie der Atem beim Ausatmen langsam und vernehmlich
durch die Nasenlöcher zieht. Üben Sie ohne Hast. Zeit
spielt keine Rolle (siehe auch Anhang: Im Rollstuhl).

Für die erste Visualisierung schlage ich einen ganz normalen Vorgang vor, damit die eigentliche Idee verständlicher wird. Wie ich bereits sagte, ist der Atem die Grundlage, auf der Energie erzeugt und stimuliert wird. Die Atmung bringt die Grundstoffe der potentiellen Energie und wandelt sie in die Energieformen um, die im Körper und im Gehirn benötigt werden. Nachdem Sie angefangen haben, in der bestmöglichen Körperhaltung ruhig und entspannt zu atmen, machen Sie sich die Eigentümlichkeiten Ihres Atmens bewußt. Spüren Sie zuerst den kühlen Strom der Luft in den Nasenlöchern, während Sie einatmen. Außer an heißen Tagen ist die Außenluft stets kühler als unser Körper, und deswegen muß die Atemluft erst erwärmt werden, damit sie den Anforderungen des inneren Milieus entspricht. Darum sollten wir durch die Nase atmen. Die Nasenwände sind mit feinen Flimmerhärchen besetzt, die Schmutzpartikel und schädliche Keime aus der Luft filtern. Im übrigen dienen die Strukturen der Nase dazu, die Atemluft auf Körpertemperatur zu erwärmen. Normalerweise wird uns der kühle Luftstrom in den Nasenlöchern nicht bewußt, aber wenn wir uns im Geist darauf konzentrieren, merken wir, daß dies ein kontinuierlicher Vorgang ist.

Nachdem uns die Nasenatmung vertraut geworden ist, können wir uns dem Ausatmen zuwenden und den warmen Strom der Ausatmungsluft in unserer Nase erspüren. Lassen Sie sich Zeit, bleiben Sie ruhig; werden Sie eins mit dem Atem. Wenn Sie in diesen Zustand des Einsseins gelangen, können Sie nach und nach fühlen, wie beim Einatmen eine Welle der Energie in Ihren Kopf strömt und beim Ausatmen den Körper abwärts bis zu den Zehen durchflutet. Stellen Sie sich diesen Energiestrom nun bildlich vor und werden Sie eins mit ihm. Schieben Sie störende Gedanken gelassen weg und vereinigen Sie sich wieder mit dem Energiestrom, der Sie durchdringt. Abschweifende

Gedanken werden mit zunehmender Übung seltener und sind leichter auszuschalten. Sie bekommen ein intensiveres Gefühl der inneren Sammlung und des Einsseins, und dies wiederum steigert Ihr Gefühl der Kraft.

Um die Visualisierung zu beenden, lenken Sie Ihren Geist zuerst wieder auf den kühlen Strom der Luft beim Einatmen, dann auf den warmen Strom der Ausatmungs- luft und lassen danach langsam wieder Ihre Umgebung in Ihr Bewußtsein eindringen. Anschließend strecken Sie sich, so gut es geht. Beenden Sie eine Visualisierung niemals abrupt. Wie lange darf sie dauern? Dafür gibt es keine ver- bindlichen Regeln. Die meisten finden, daß für eine gün- stige Wirkung durchschnittlich zehn Minuten genügen, manchmal sogar weniger. Zwanzig Minuten sind denkbar, mehr Zeit ist wahrscheinlich nicht erforderlich, um ein gu- tes Resultat zu erzielen. Visualisierung ist nichts Unwirkli- ches, ist nicht bloß eine hübsche Einbildung. Vorausge- setzt, wir sind innerlich ruhig und entspannt und bemühen uns nicht krampfhaft, dann lassen sich durch Visualisie- rung tatsächlich Veränderungen im Sinne einer verbesser- ten Körperfunktion einleiten.

Vor ungefähr fünf Jahren arbeitete ich mit einem Schwerbehinderten und hatte das Pech, von einer seiner krampfartigen, ungezielten Bewegungen getroffen zu wer- den. Dabei brach ich mir den Jochbogen, einen Teil des Jochbeins. Die Röntgenaufnahme zeigte eine glatte Frak- tur, die chirurgisch behandelt werden sollte, was ich jedoch ablehnte. Nach ein paar Tagen zu Hause (am zweiten Tag ging ich mittags mit meiner in Frau in ein Restaurant es- sen) nahm ich wieder meine Arbeit auf. Zufällig wurden an jenem Vormittag von einer Ärztin elektronische Mes- sungen an Behinderten durchgeführt. Ich fühlte mich von meinem Unfall noch etwas mitgenommen und sollte nach- mittags nach Belfast fliegen. Deshalb schlug ich vor, mich ebenfalls der Untersuchung zu unterziehen, die wir regelmäßig an den Behinderten vornehmen. Wir messen dabei die elektrische Rezeptivität der Körperflüssigkeiten, deren Viskosität und folglich auch Rezeptivität variiert, wobei verschiedene Faktoren eine Rolle spielen – vor allem beeinflußt das gesundheitliche Befinden das Meßergebnis. Die Messung bei mir ergab, daß mein Körper weitgehend normal reagierte, aber im Bereich des gebrochenen Jochbogens lagen die Meßwerte weit unter der Norm. Das war zu erwarten, weil das Trauma die normale Funktion dieses Bereichs gestört hatte.

Nach dieser Messung atmete ich fünf Minuten lang ruhig und entspannt, nachdem ich meinen Brustkorb wie beschrieben gelockert hatte, und visualisierte bei jedem Atemzug, daß die Energie in die Wange strömt. Danach wurde eine neue Messung durchgeführt, und wir stellten fest, daß genau dies geschehen war: Das Meßergebnis war nun normal, allerdings zeigte die grafische Darstellung, daß die Energie in der verletzten Region schneller verbraucht wurde. Das bedeutete, daß ich mehr als sonst auf meine Atmung achten mußte. Der gebrochene Jochbogen war nach zehn Tagen abgeheilt und hat nie wieder Beschwerden verursacht. Natürlich war das kein schwerer Unfall, aber ich war damals immerhin einundsechzig Jahre, und die Ärzte hätten den Kppf geschüttelt, weil in diesem Alter die Körperfunktionen langsamer ablaufen und Knochengewebe schlechter zusammenheilt. An Wiederaufbau und Reparatur der Knochen sind bekanntlich elektrische Funktionen des Körpers beteiligt. Durch die vertiefte Atmung hatte ich die natürliche Selbstheilungstendenz meines Körpers stimuliert. Ich hatte keine Medikamente, nicht einmal ein Aspirin, genommen! Atmung und Visualisierung wirken eng zusammen. Je mehr wir üben, desto besser wird das Ergebnis.

Die Technik der Visualisierung kann, abgesehen von der bereits beschriebenen Form, auch angewandt werden, um bestimmte Körperteile zu stimulieren. Der Schlüssel dazu ist Behutsamkeit (mit sich selbst) verbunden mit Zielstrebigkeit. Anfangs kann das Einüben schwierig sein, aber bald fällt es leichter, und der Erfolg stellt sich ein. Als erste Wirkung spüren Sie ein Gefühl des Wohlbefindens, das aber nicht nur ein Plazeboeffekt ist, sondern stetig zunimmt und Sie in einen Zustand versetzt, in dem Sie geistig die natürlichen Funktionen des Körpers stimulieren können. Das Immunsystem ist ein bemerkenswertes Beispiel für die Selbstheilung und Erhaltung der Gesundheit, ist es doch ständig damit befaßt, schädliche Zellen, Mikroorganismen und fremde Substanzen aus unserem Körper zu vertreiben. Neuerdings hat sich herausgestellt, daß bei manchen Erkrankungen, die zu Behinderung führen, das Immunsystem selbst betroffen ist und die Störung der Gesundheit erzeugt, statt sie zu beseitigen (Autoaggressionskrankheiten). Interessanterweise ist man zu dieser Erkenntnis erst gekommen, seit feststeht, daß Streßfaktoren bei Erkrankungen eine enorme Rolle spielen. Möglicherweise werden diese Zusammenbrüche des Immunsystems durch unerträglich gewordene Streßfaktoren beeinflußt oder sogar unmittelbar herbeigeführt. Falls dies zutrifft, dann kommt der Normalisierung und Ermutigung, die durch entspannendes Visualisieren bewirkt wird, eine noch größere Bedeutung zu.

SIEBTES KAPITEL

Anleitung zu den Bewegungsübungen

Mit dem Wort »Übung« verbinden wir zum einen die Vorstellung von Gymnastik, also körperlicher Ertüchtigung durch Bewegung im Interesse der Gesundheit. Zum anderen kann Übung auch im geistigen Sinn verstanden werden. Auf die Yogahaltungen trifft dieser Wortsinn eher zu. Der Nutzen für die Gesundheit ist eine willkommene Nebenwirkung.

Es spricht einiges dafür, daß sich der Körper-Yoga äußerst günstig auf die Gesundheit auswirkt, aber dies beruht nicht einfach auf den Übungen an sich, sondern darauf, wie sie durchgeführt werden. Yoga als Philosophie und Lebensweg (oder vielleicht ist »philosophische Wissenschaft« treffender) hat sich über Tausende von Jahren entwickelt. Lange Zeit verbanden sich mit dem Yoga keine speziellen körperlichen Bewegungen. Der Fachausdruck dafür heißt *Asana.* Asanas sind Haltungen. Ursprünglich meinte dieser Begriff verschiedene Arten, korrekt und bequem auf der Erde zu sitzen. Am bekanntesten ist wohl der Lotossitz, den Kinder mühelos einnehmen, während Erwachsene meist lange üben müssen, bis er ihnen gelingt. Da beim Yoga der Geist zur Ruhe finden soll, erkannte man bald, daß dieser Prozeß davon abhängt, ob der Körper die richtige Haltung einnimmt, während der Geist sich auf Ruhe und innere Sammlung einstellt. Da Stühle nicht üblich waren, lag es nahe, die Haltungen auf dem Boden sitzend einzuüben. Auch die alten Ägypter übten die Beherrschung des Geistes. Sie benutzten dazu oft Stühle mit hoher, gerader Rückenlehne. Wenn auch die Praktiken verschieden sind, bleiben doch die wesentlichen Inhalte gleich.

Vor ungefähr tausend Jahren entstand eine neue Form des Yoga, die den Namen *Hatha-Yoga* erhielt. Die Wortsilben »Ha« und »Ta« stammen aus dem Sanskrit und bezeichnen Sonne und Mond. Das Wort »Hatha« wiederum bedeutet Kraft im Sinn einer Polarisierung der Kraft. Danach sind Sonne und Mond mit positiven beziehungsweise negativen elektrischen Kräften verbunden, und der Hatha-Yoga bewirkt eine Harmonisierung der natürlichen Kräfte oder der Energie im Körper.

Das hohe Ziel des Yoga – und des Menschen –, die Beherrschung des Geistes, wird auch im Hatha-Yoga angestrebt. Die Bedeutung dieses Ziels wird heute wesentlich besser erkannt, da wir wissen, daß viele Krankheiten psychosomatisch begründet sind und daß der Reaktion des Geistes beim Verlauf praktisch jeder Krankheit eine Schlüsselfunktion zukommt. Deswegen dürfen Sie, wenn Sie sich mit den *Asanas* oder Haltungen beim Yoga befassen, nie deren tieferen Sinn außer acht lassen. Wenn die Anwendung von Yoga bewirkt, daß ein Bein wieder bewegt werden kann oder daß Rükkenschmerzen vergehen, denkt man nur zu leicht an die symptomatische Besserung. Weitaus wichtiger ist aber die Tatsache, daß die Ursache dabei bekämpft wird.

Sie, die Leser dieses Buches, werden im ganz unterschiedlichem Maß von körperlichen Behinderungen betroffen sein, aber das Gute beim Yoga ist unter anderem, daß er fast jedem Zustand angepaßt werden kann. Je gründlicher Sie mit den Regeln vertraut werden, die den einzelnen Haltungen zugrundeliegen, desto leichter können Sie für Sie geeignete Varianten selbst entwickeln. Ich werde allgemein zu zeigen versuchen, wie viele Übungen Sie machen können, ob Sie nun auf dem Boden liegen können oder ob Sie im Rollstuhl sitzen. Achten Sie aber immer genau darauf, was die Übung bewirken soll, und variieren Sie diese dann nach Ihren Bedürfnissen.

Atem- und Dehnungsübung

Für jeden Menschen sind Dehnungsübungen wichtig, ebenso aber auch die richtige Verbindung mit der Atmung. Mit der rechten geistigen Einstellung wird daraus ein vollendeter Dreiklang.

Üben im Liegen (Abbildung 6)
Sie liegen auf dem Rücken, die Fersen nebeneinander, die Arme mit den Handflächen nach unten zu beiden Seiten des Körpers.

Atmen Sie aus. Dann heben Sie, während Sie einatmen, langsam die Arme und strecken sie, bis die Handrücken hinter dem Kopf den Boden berühren. Strecken Sie sich in dieser Haltung bis in die Zehenspitzen, so daß der ganze Körper kräftig gedehnt wird. Dann führen Sie, während Sie ausatmen, die gestreckten Arme ganz langsam wieder in die Ausgangslage zurück.

Bewegung und Atmung müssen gleichsinnig, sehr langsam und annähernd meditativ erfolgen. Sie sollen nicht an die Bewegung denken, sondern sie als harmonisches Ganzes in sich *fühlen*.

Es macht nichts, wenn Sie es nicht ganz schaffen, die Arme hinter sich auf den Boden zu legen. Strecken Sie sie so weit wie möglich, und halten Sie wenige Sekunden den

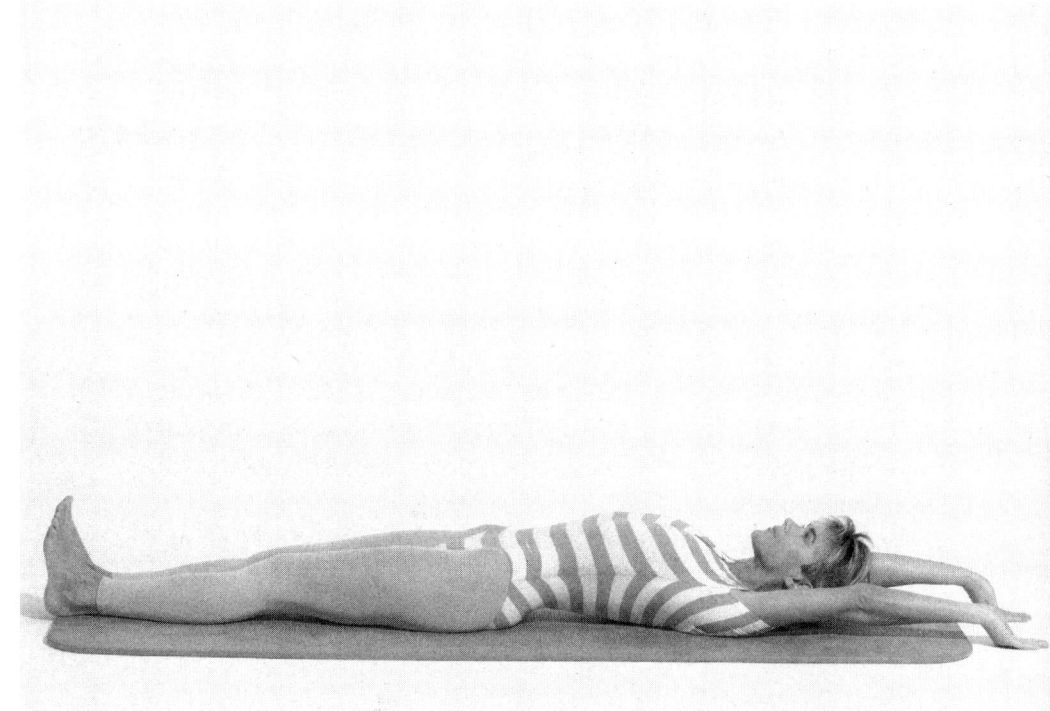

Abb. 6: Atem- und Dehnungsübung im Liegen

Atem an, damit ihr Eigengewicht sie zum Boden ziehen kann.

Diese Übung sollen Sie mehrmals wiederholen, aber immer langsam und vollkommen harmonisch.

Üben im Sitzen
Sie sitzen aufrecht, die Handflächen liegen locker auf den Oberschenkeln. Erst atmen Sie aus. Beim Einatmen strekken Sie dann aus der Sitzhaltung die Arme vor und hoch, bis sie die Ohren berühren. Beim Ausatmen führen Sie die gestreckten Arme wieder in die Ausgangsposition zurück. Insgesamt müssen Sie dieselben Regeln befolgen wie beim Üben im Liegen.

Falls es für Sie sehr mühselig ist, die Arme zu bewegen, müssen Sie sich vielleicht ein bißchen helfen lassen. Die Hilfe sollte sich aber auf ein Minimum beschränken und nicht ständig beansprucht werden. Selbst wenn die Bewegung nur geringen Umfang hat, kann sie durch Visualisierung enorm verbessert werden.

Spreiz-Dehnungsübung im Liegen (Abbildung 7)
Falls es Ihnen möglich ist, auf dem Boden zu üben, können Sie auch beim Einatmen die Arme und Beine ausbreiten und beim Ausatmen wieder zur Körperachse zurückführen.

Bei den Beinen ist womöglich Hilfestellung erforderlich. Sie sollte aber auch hier minimal sein, die Visualisierung hingegen maximal.

Wer auf einem Stuhl oder im Rollstuhl übt, kann ebenfalls die Arme seitlich hochstrecken und versuchen, auch die Knie auseinander und nach außen zu drücken.

Mit dieser Übung sollten auch Schulter-, Hals- und Kopfmuskeln trainiert werden, wie im vorigen Kapitel beschrieben wurde.

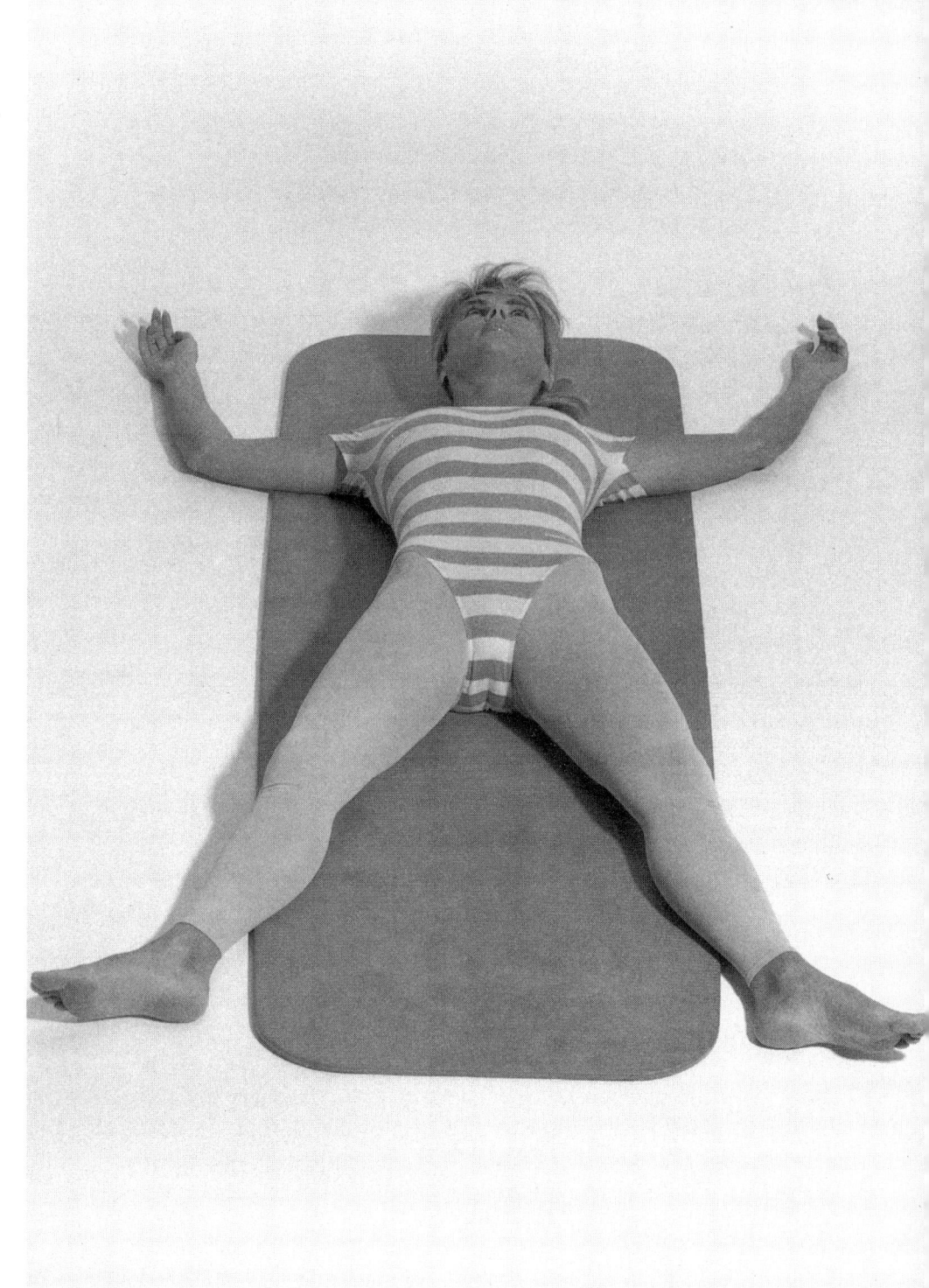

Abb. 7: Spreiz-Dehnungsübung im Liegen

Kräftigung des Rückens

Unter Rückensteifigkeit leiden Nichtbehinderte und Behinderte. Das seßhafte Dasein eines behinderten Menschen verstärkt aber die Beschwerden und führt oft zu weiteren Problemen, die einem das Leben noch schwerer machen. Deswegen ist diese Übung besonders wichtig. Sie kräftigt den Rücken und macht ihn geschmeidig.

Üben im Liegen (Abbildungen 8 und 9)
Ziehen Sie die Fersen möglichst dicht ans Gesäß, die Knie bleiben geschlossen. Versuchen Sie, beim Ausatmen das Gesäß anzuheben, ohne daß der Rücken mitzieht. Dazu spannen Sie die Muskeln der Oberschenkel und die unteren Bauchmuskeln an und kippen dabei das Becken. Die Handflächen drücken gegen den Boden und können so die Bewegung unterstützen.

Beim Einatmen lassen Sie das Gesäß wieder sinken, führen die gestreckten Arme hinter dem Kopf auf den Boden und heben gleichzeitig den Rücken an, so daß nur Gesäß und Schultern die Unterlage berühren.

Wiederholen Sie die Übung einige Male, und genießen Sie dabei die sanfte, beruhigende Schaukelbewegung des Rückens.

Üben im Sitzen (Abbildungen 10 und 11)
Legen Sie die Hände auf die Seitenlehnen des Stuhls, um die Bewegung zu unterstützen. Machen Sie beim Einatmen den Rücken hohl, umfassen Sie dabei fest die Armstützen, und drücken Sie die Schultern gegen die Rückenlehne. Schieben Sie, während Sie ausatmen, die Schultern vor, und drücken Sie das Kreuz möglichst fest gegen die Lehne. Versuchen Sie, sich diese innerlich besänftigende Schaukelbewegung im Atmen bewußt zu machen. Der innere Frieden steigert das körperliche Wohlbefinden.

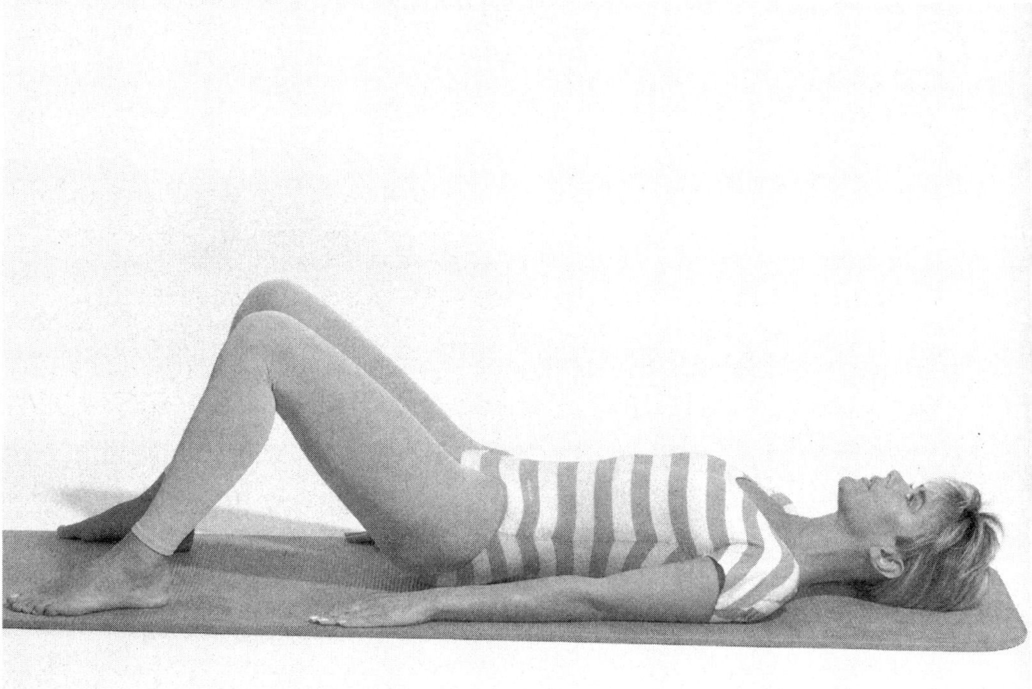

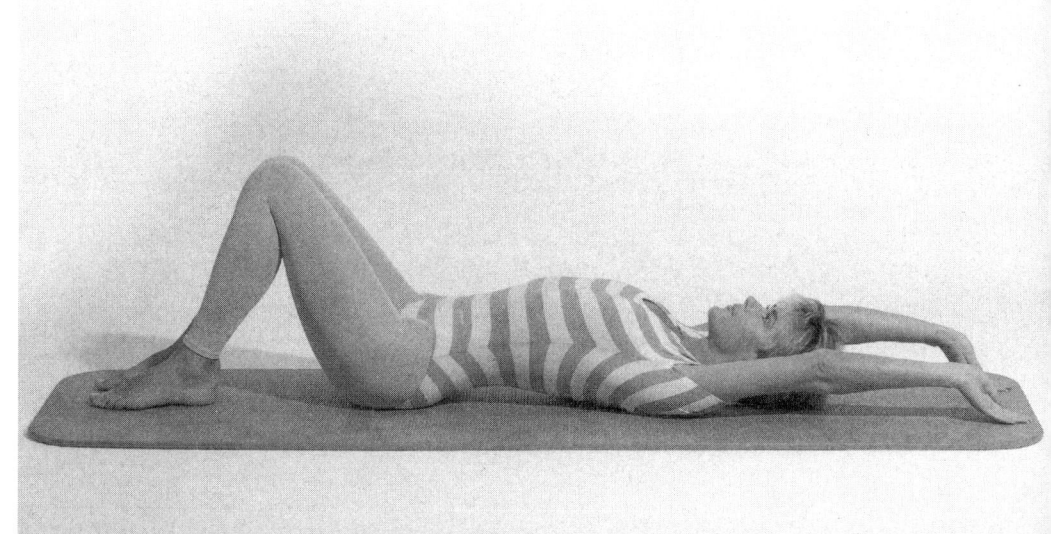

Abb. 8: Kräftigung des Rückens im Liegen, Phase 1

Abb. 9: Kräftigung des Rückens im Liegen, Phase 2

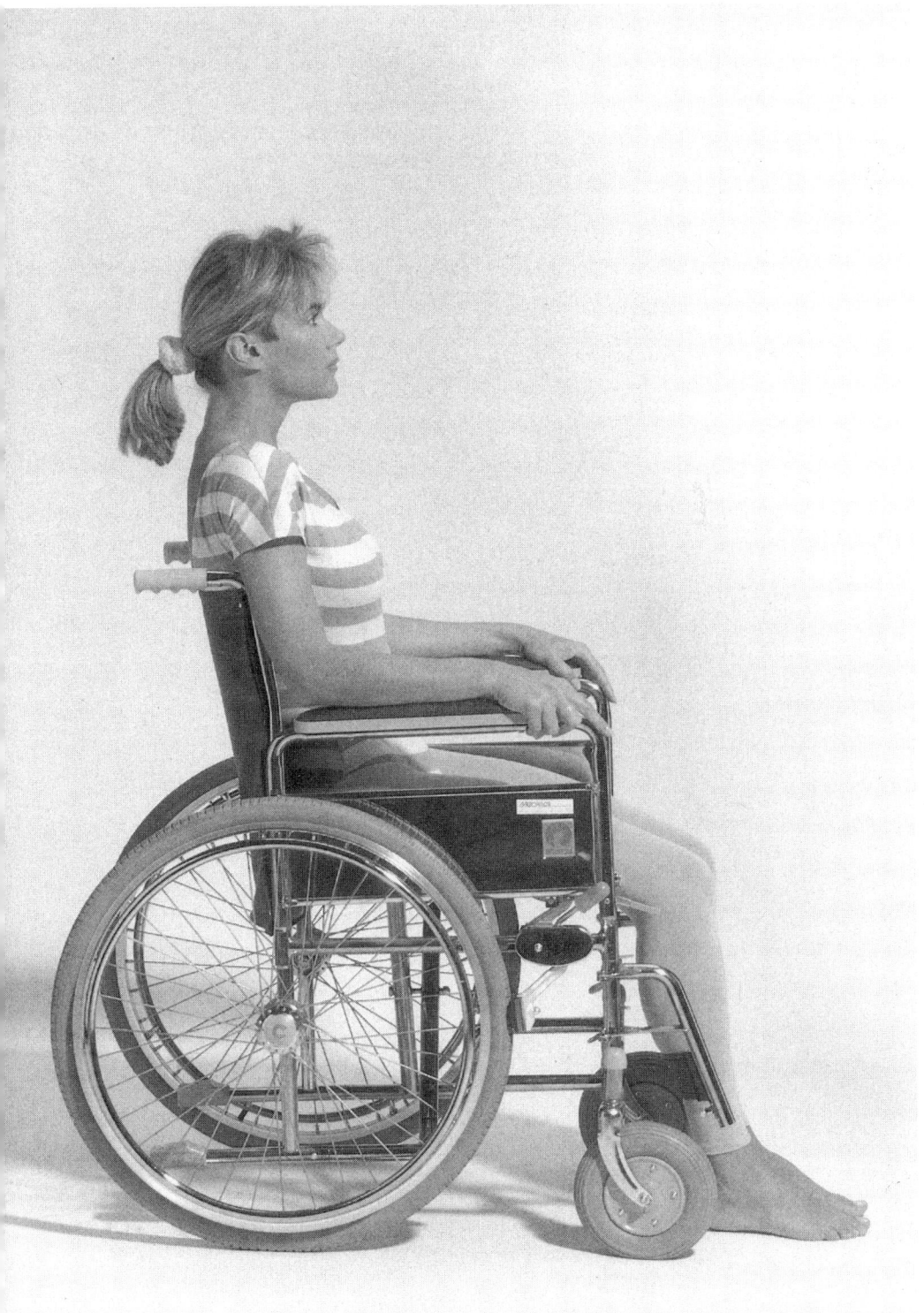

Abb. 10: Kräftigung des Rückens im Sitzen, Phase 1

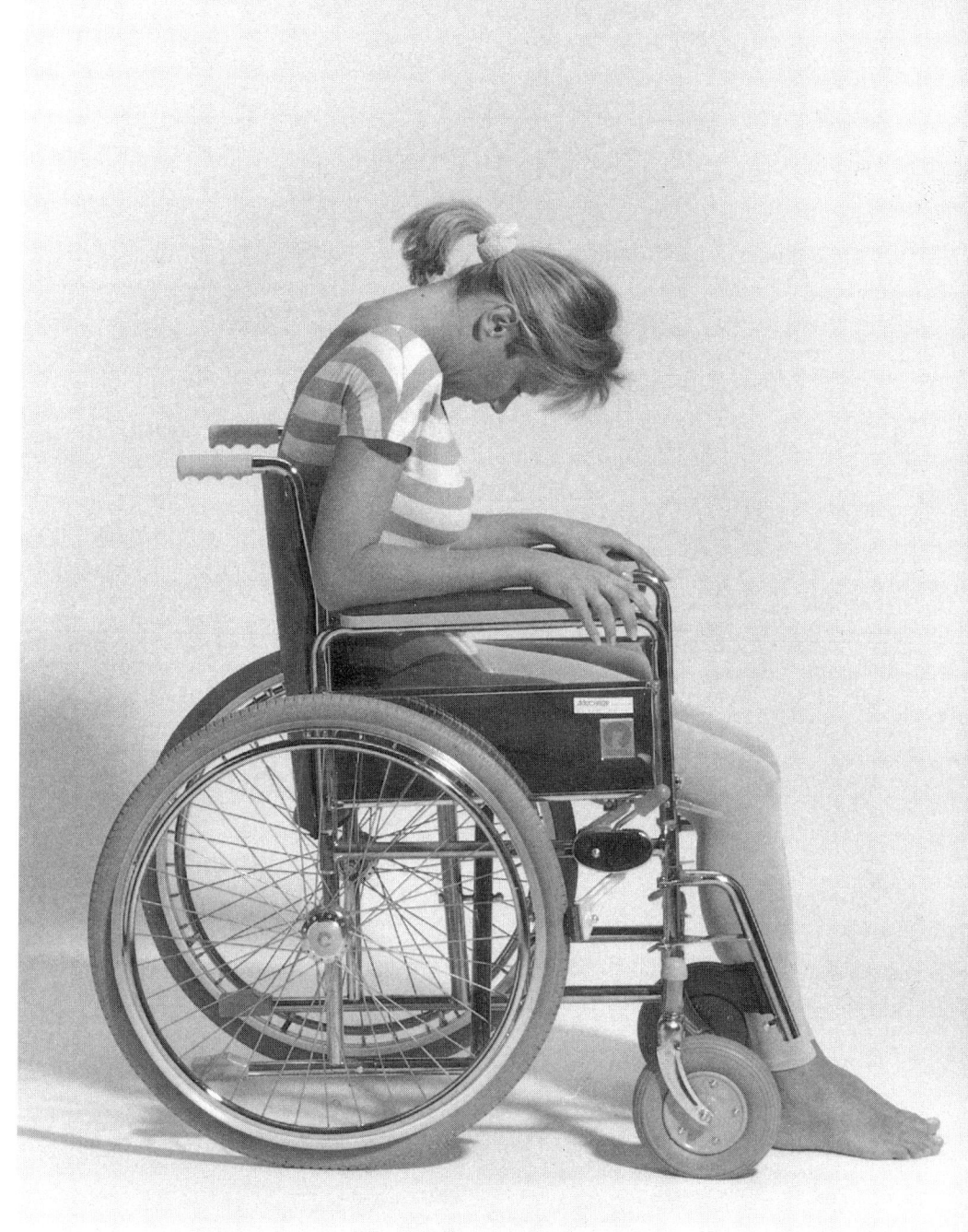

Abb. 11: Kräftigung des Rückens im Sitzen, Phase 2

Katzbuckeln (Abbildungen 12 und 13)
Falls Sie sich mit oder ohne Hilfe auf allen Vieren bewegen können, ist eine etwas schwierigere Übung möglich: das Katzbuckeln. Bei dieser Haltung bleiben Arme und Beine ruhig, nur der Rumpf und der Kopf bewegen sich mit dem Atem. Beim Einatmen lassen Sie den Rücken so tief wie möglich durchhängen, während Sie den Kopf hochrecken. Beim Ausatmen drücken Sie den Rücken unterhalb der Schulterblätter heraus (Katzenbuckel), während der Kopf zwischen den Armen herabhängt.

Alle diese Übungen können mehrere Male nacheinander gemacht werden. Sie müssen aber ohne den Blick auf die Uhr und ohne jede Hektik erfolgen. Schon nach relativ kurzer Zeit werden Sie dann merken, daß sich der Zustand Ihres Rückens deutlich gebessert hat. Auch die Besserung Ihrer geistig-seelischen Verfassung wird sehr bald spürbar sein.

Seitliche Rumpfbeuge

Dieses Buch leitet nicht zu Übungen im Stehen an; denn wer Haltungen oder Übungen stehend ausführen kann, findet genug Anregungen in Büchern, die bereits auf dem Markt sind. Die seitliche Rumpfbeuge spielt beim Yoga eine wichtige Rolle. Viele, die nicht stehen können, glauben, sie könnten diese Übung nicht schaffen, aber das stimmt nicht ganz. Eine leicht abgewandelte Rumpfbeuge zur Seite ist meistens möglich.

Üben auf dem Boden (Abbildung 14)
Die meisten Menschen, die auf dem Boden liegen können, sind auch imstande, aufrecht zu sitzen, selbst wenn gelegentlich Hilfe erforderlich sein mag, sei es ein Betreuer, der Halt gibt, oder ein Polster. Diese Übung wird mit gerade

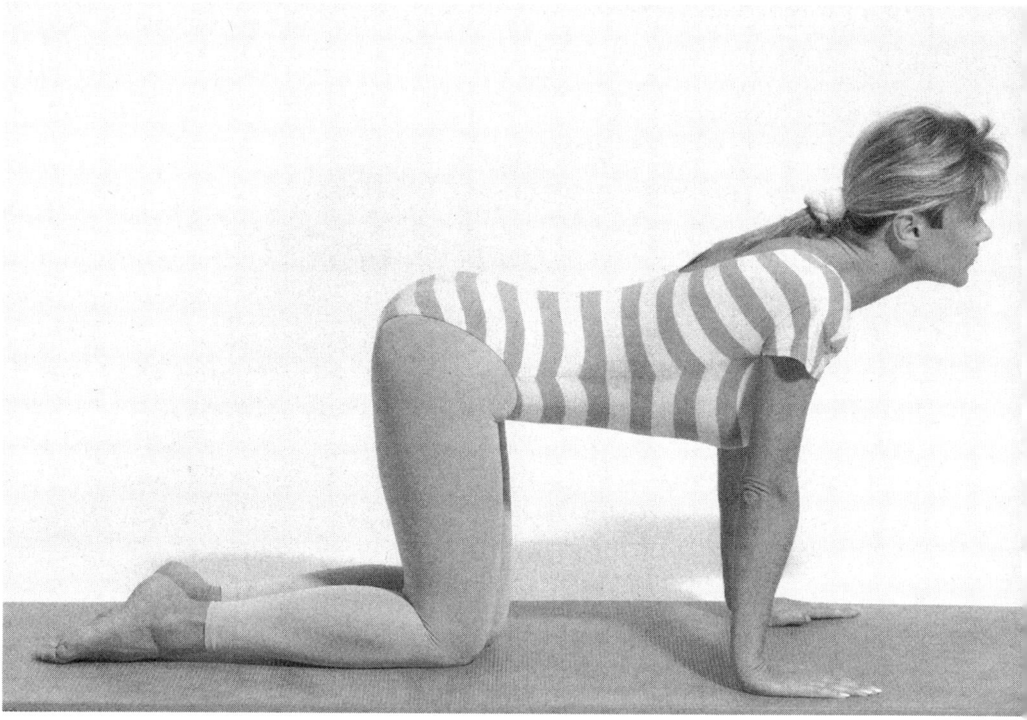

Abb. 12: Kräftigung des Rückens – Katzbuckeln, Phase 1

Abb. 13: Kräftigung des Rückens – Katzbuckeln, Phase 2

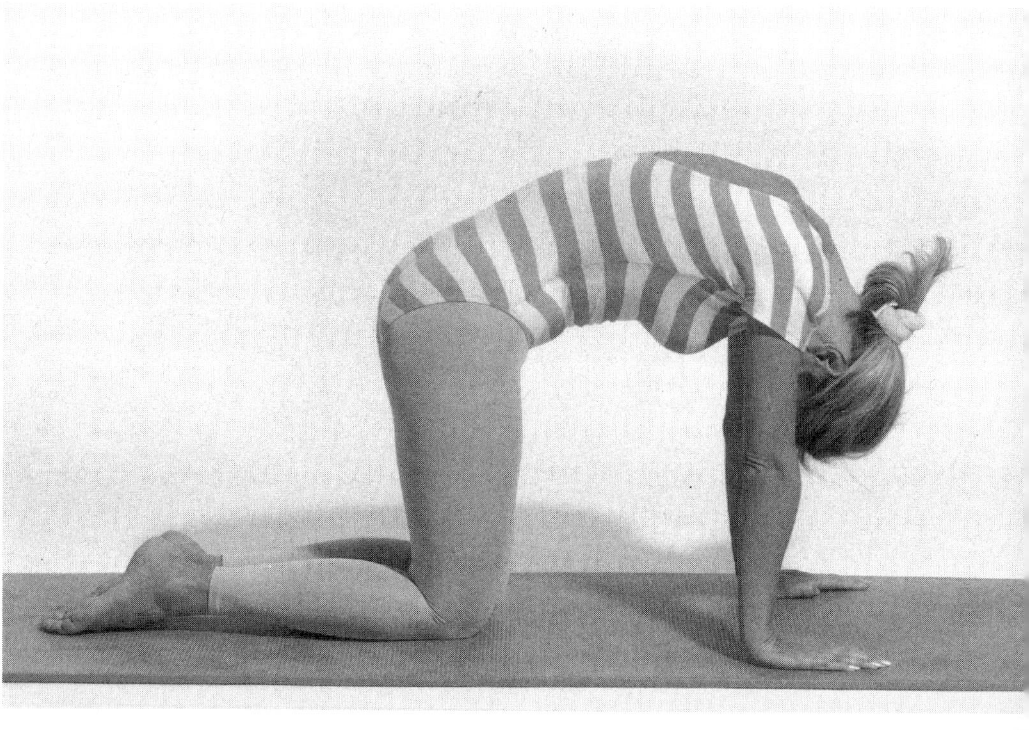

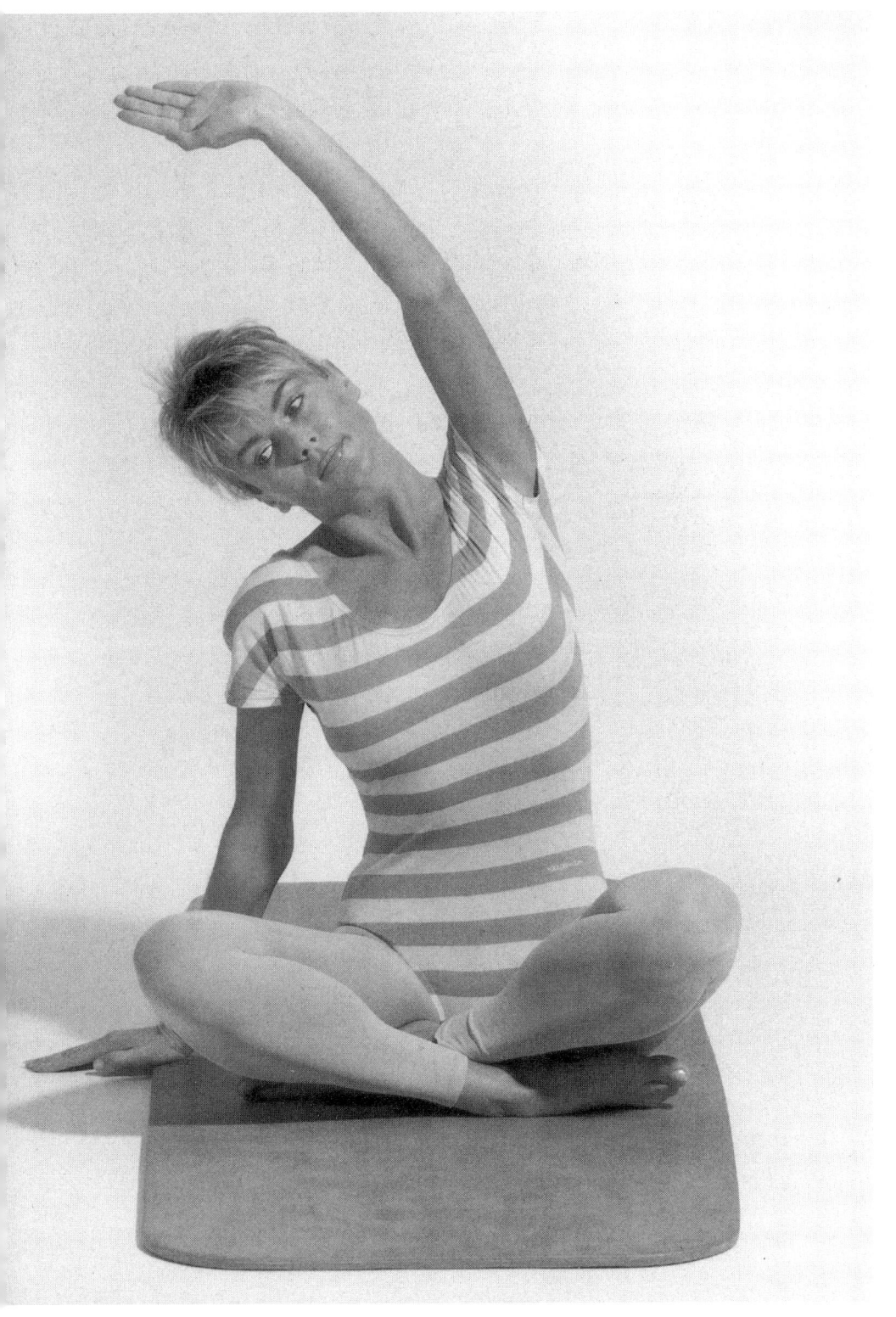

Abb. 14: Seitliche Rumpfbeuge

ausgestreckten Beinen, im Schneidersitz oder im Fersensitz
ausgeführt.

Legen Sie die rechte Hand etwa zwei Handlängen breit
seitlich vom Körper auf den Boden. Atmen Sie aus.

Strecken Sie nun beim Einatmen den linken Arm mit
der Handfläche zum Kopf hoch, bis er das Ohr berührt.

Jetzt heben Sie das linke Schulterblatt so hoch, wie es
geht. Dann beugen Sie sich, während Sie langsam ausatmen, nach der rechten Seite, wobei der rechte Arm nach-
gibt, um die Bewegung zu ermöglichen.

Beugen Sie sich möglichst weit nach der Seite, bleiben
Sie dabei mit beiden Pobacken auf dem Boden, und strekken Sie den linken Arm intensiv zum Ohr hin.

Durch diese Bewegung wird die linke Rumpfseite gedehnt und die rechte zusammengedrückt, aber auch die
Wirbelsäule wird geschmeidig gemacht.

Bleiben Sie einige Atemzüge lang in dieser Haltung und
versuchen Sie, dabei den rechten Arm möglichst wenig zu
belasten.

Zum Schluß richten Sie sich auf, während Sie tief einatmen, und führen den gestreckten linken Arm nach unten,
während Sie ausatmen. Wiederholen Sie die Übung dann
nach der anderen Seite.

Üben im Rollstuhl (Abbildung 15)
Falls Sie nicht im Rollstuhl sitzend üben, ist es wahrschein-
lich am besten, wenn Sie einen Armlehnstuhl benutzen.
Dann können Sie den rechten Unterarm bequem auf die
Seitenlehne legen.

Abgesehen davon wird die Übung genauso gemacht wie
auf dem Boden sitzend.

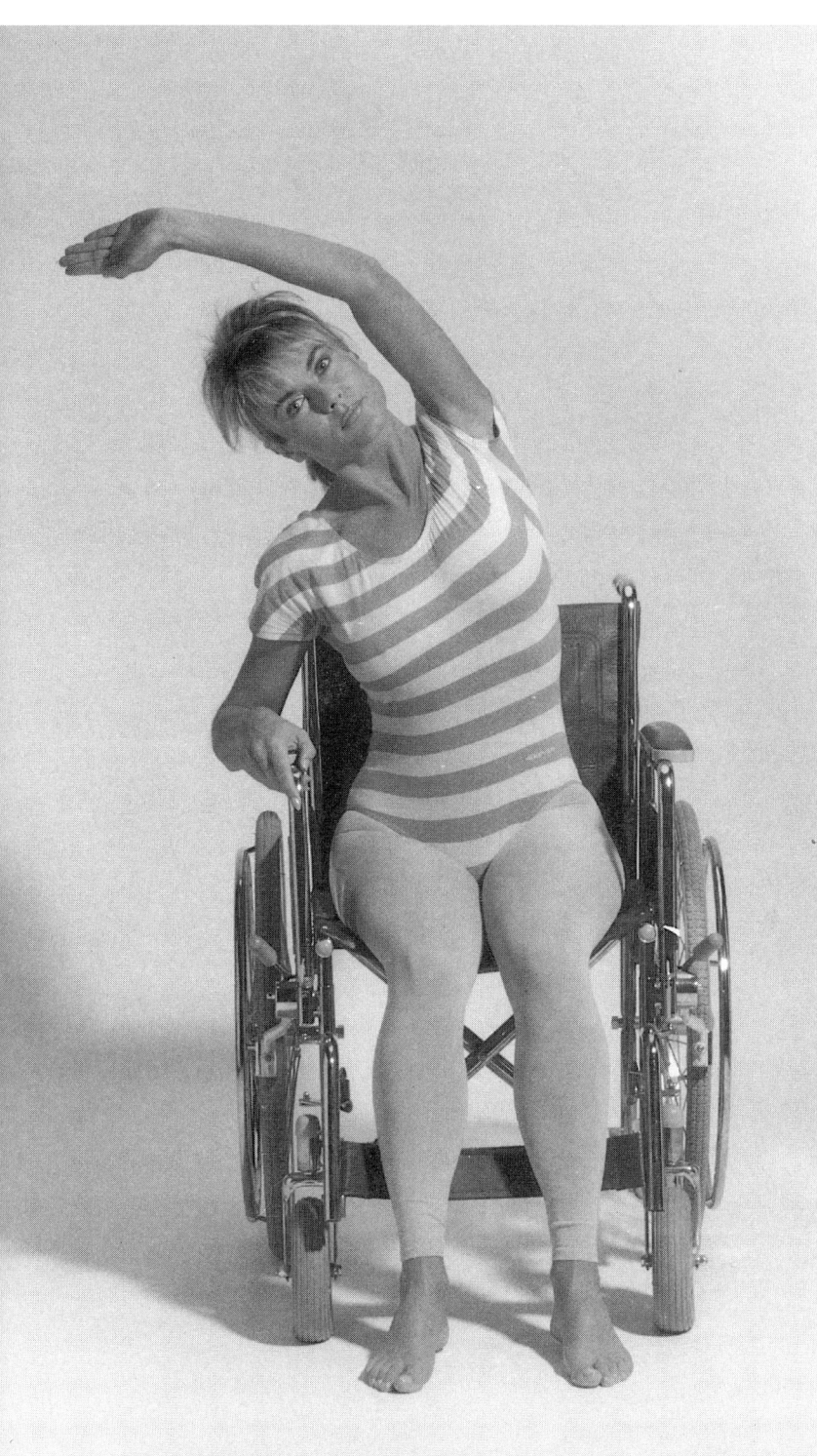

Abb. 15: Seitliche Rumpfbeuge im Rollstuhl

Rumpfbeuge vorwärts (Zangenhaltung)

Nachdem Sie das Katzbuckeln und andere Übungen beherrschen, die den Rücken gelenkiger machen, sind die intensiver wirkenden Rumpfbeugen fällig.

Üben auf dem Boden (Abbildungen 16 und 17)
Sie sitzen mit gerade ausgestreckten Beinen. Atmen Sie
ein und schwingen Sie dabei die Arme hoch über den
Kopf. Heben Sie dabei den Rumpf, so hoch Sie können,
und recken Sie das Kinn etwas vor. Dann strecken Sie die
Arme, während Sie ausatmen, vor und nach unten und
strecken den Rücken (zunächst nicht beugen) in Richtung
zum Boden. Sobald Sie den Rücken nicht mehr weiter
strecken können, lassen Sie den Kopf nach vorne fallen
und beugen den Rumpf so dicht wie möglich zu den Oberschenkeln hin. Ihre Hände umfassen dabei die Zehen, die
Knöchel oder die Schienbeine, je nachdem, wie weit Sie
sich vorbeugen können. Halten Sie sich mit den Händen
fest, atmen Sie rhythmisch und ziehen Sie beim Ausatmen
die Beine zu sich hin, ohne die Knie zu beugen. Schieben
Sie die Ellbogen leicht nach außen, damit Sie Kopf und
Schultern stärker nach unten drücken können.
  Diese Dehnungsübung ist zwar anfangs sehr wohltuend
für den Rücken, sollte aber nicht zu lange gehalten werden, weil sie unter Umständen zu einer übermäßigen Anspannung der unteren Rückenmuskeln führt. Bedenken Sie
aber, daß Ihr Rücken sich freut, wenn er geschmeidig ist,
und daß er deswegen diese Übung begrüßt. Kehren Sie also
nicht zu schnell in die Ausgangsposition zurück, sondern
versuchen Sie, ungefähr zwei Minuten in der Zangenhal-
tung zu verharren. Um die Übung zu beenden, richten Sie
sich beim Einatmen wieder auf, indem Sie die Arme hoch-
schwingen. Dann lassen Sie sie, während Sie ausatmen,
wieder zu beiden Seiten des Körpers herabsinken.

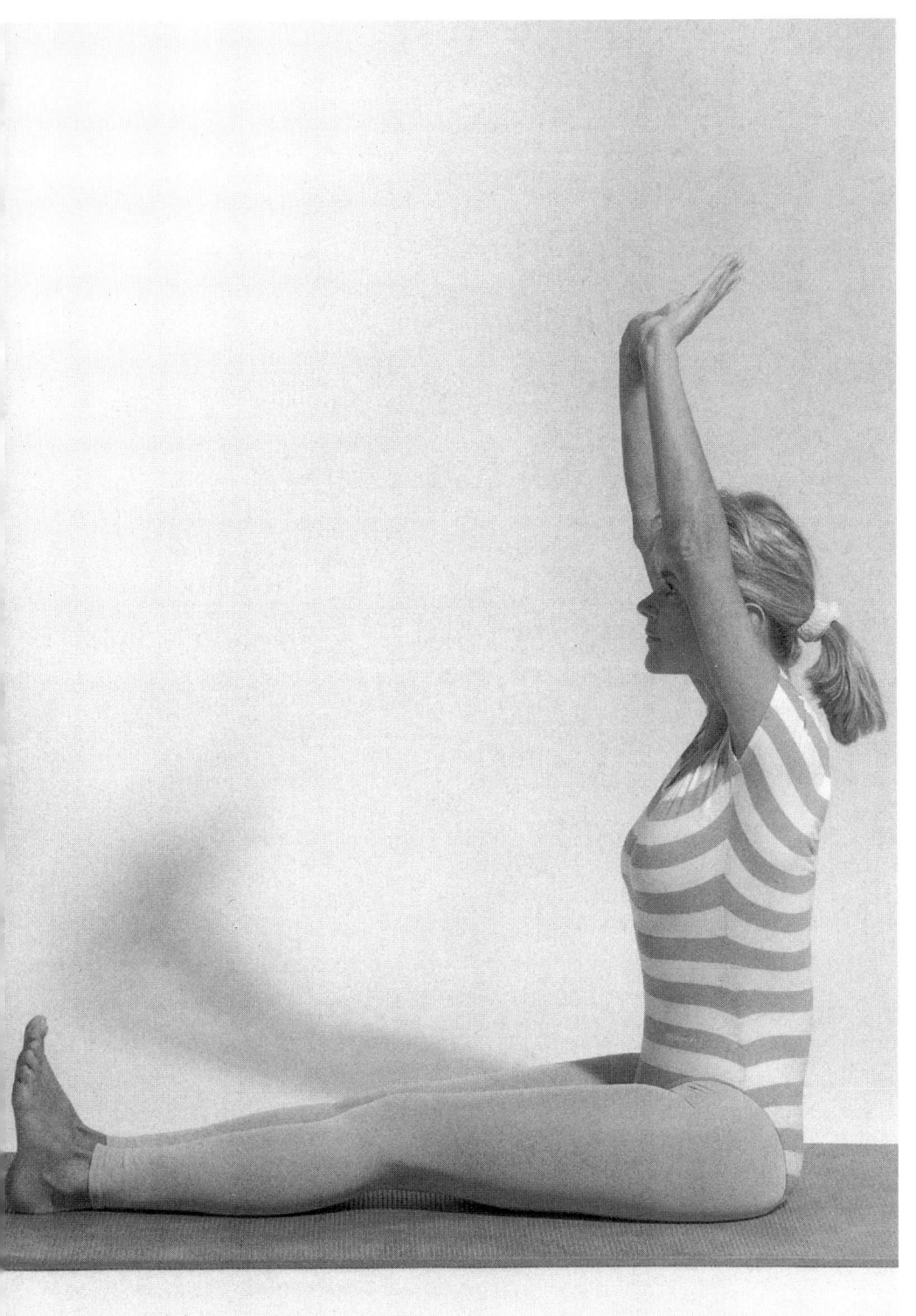

Abb. 16: Rumpfbeuge vorwärts, Phase 1

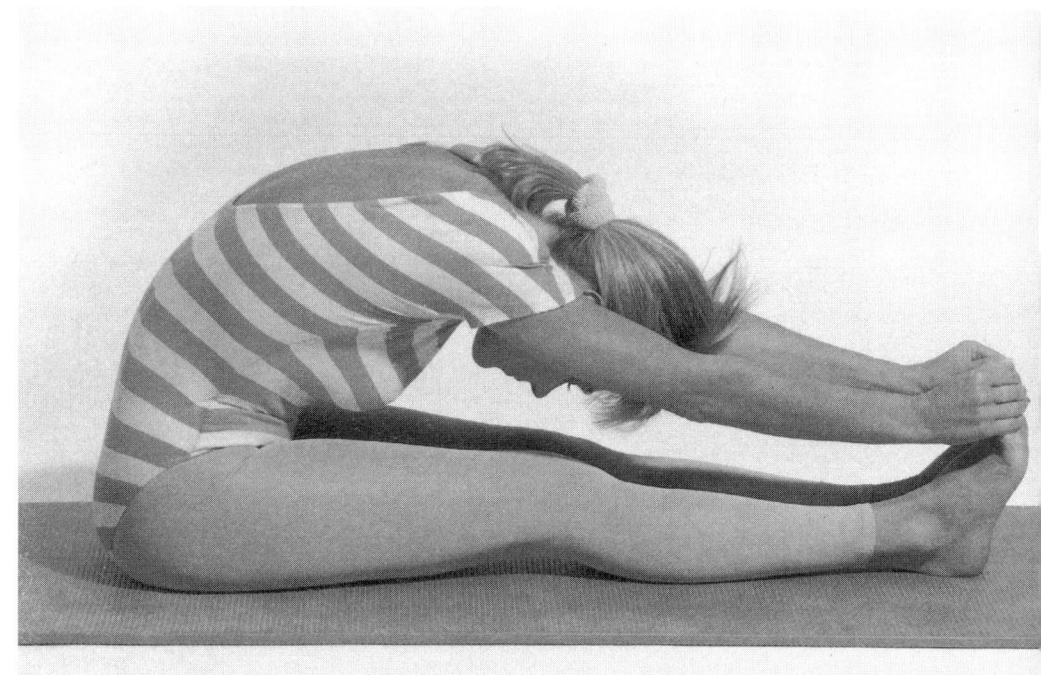

Abb. 17: Rumpfbeuge vorwärts, Phase 2

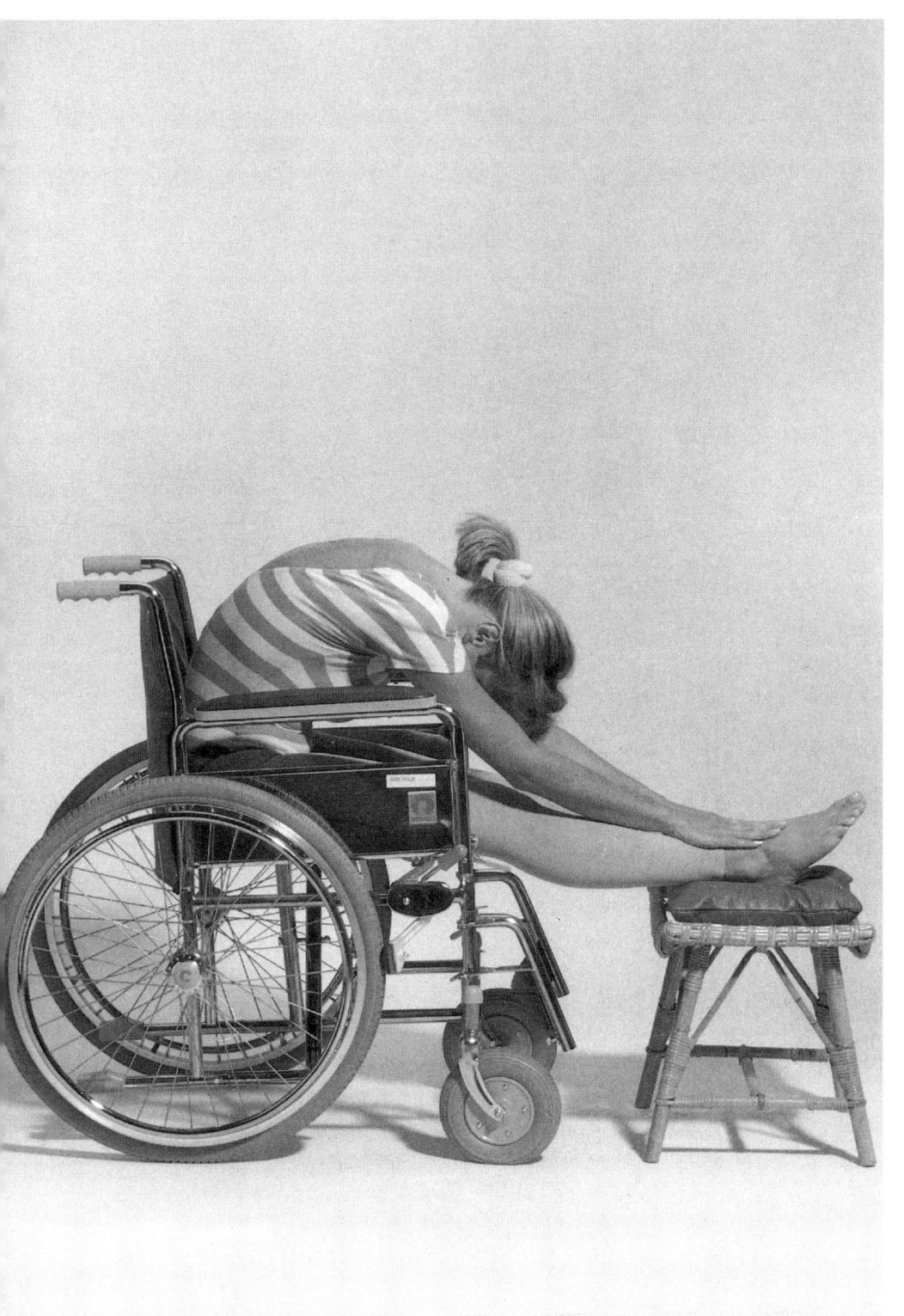

Abb. 18: Rumpfbeuge vorwärts im Rollstuhl

Üben im Rollstuhl (Abbildung 18)
Für das Üben im Rollstuhl muß die Rumpfbeuge modifiziert werden. Nach Möglichkeit legen Sie (oder lassen sich dabei helfen) die Beine auf ein dickes Sitzkissen oder auf einen niedrigen Hocker, damit sie etwas gestreckt werden. Dann üben Sie die Haltung wie oben beschrieben. Selbst wenn die Beine in der gewohnten Haltung verbleiben müssen, ist die Übung so nützlich, daß sie die Mühe wert ist.

Rumpfbeuge rückwärts (Kobra)

Jedesmal wenn Sie die Rumpfbeuge vorwärts üben, müssen Sie zum Ausgleich auch die umgekehrte Übung machen.

Üben auf dem Boden (Abbildung 19)
Sie liegen auf dem Bauch, die Stirn berührt den Boden. Legen Sie die Hände in Höhe der Schultern auf den Boden, und drücken Sie die Ellbogen an den Rumpf. Atmen Sie aus. Beginnen Sie, mit dem Einatmen den Kopf und dann die Schultern zu heben, ohne daß Sie die Hände belasten. Wenn Sie nicht mehr weiter können, helfen Sie ganz wenig nach, indem Sie die Hände gegen den Boden stemmen. Der Rücken bleibt entspannt, der Rumpf wird maximal bis zum Nabel angehoben; von da abwärts ruht er fest auf dem Boden. Achten Sie darauf, daß die Ellbogen an den Rippen liegen und die Arme gebeugt bleiben.

Falls Sie schwache Arme haben, dürfen die Unterarme während der ganzen Übung Kontakt mit dem Boden behalten.

Halten Sie jetzt in dieser Position den Atem an. Mit dem Ausatmen führen Sie die Übung in umgekehrter Reihenfolge zu Ende: Erst sinken die Arme, dann der Oberkörper mit den Schultern und schließlich der Kopf zu Boden. Wiederholen Sie diese Übung drei- bis viermal.

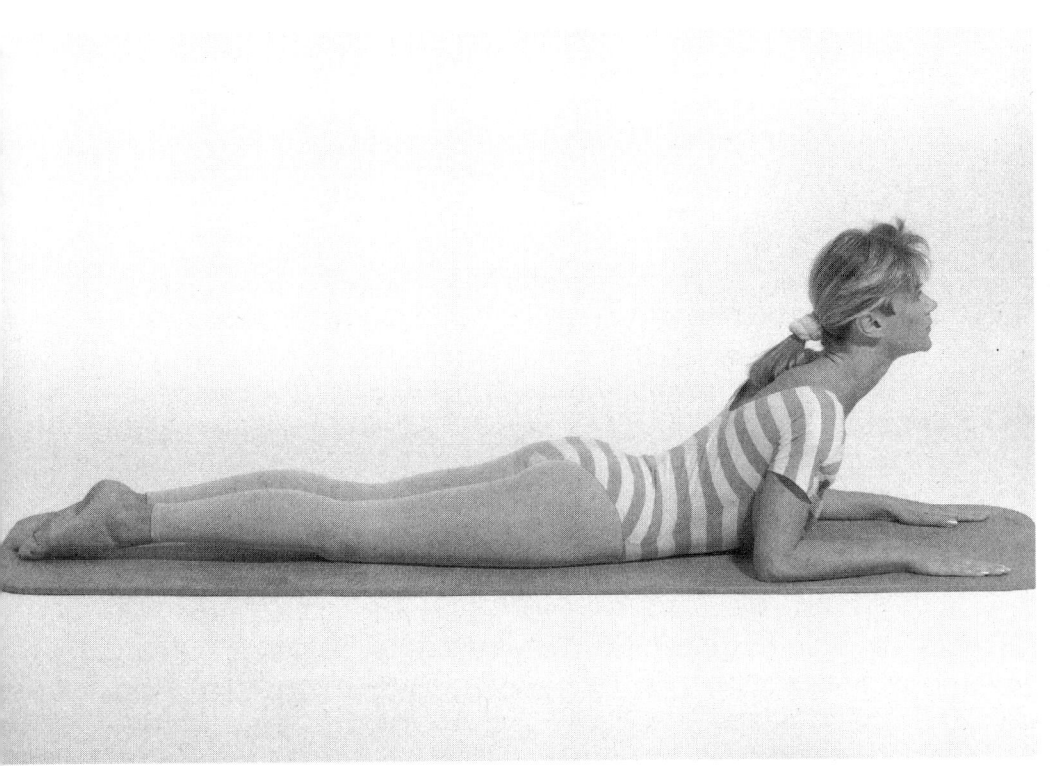

Abb. 19: Rumpfbeuge rückwärts im Liegen

Üben im Rollstuhl (Abbildung 20)
Sie sitzen möglichst fest und bequem. Atmen Sie aus.
Dann führen Sie beim Ausatmen die Arme hinter die
Rückenlehne und verschränken die Hände ineinander.
Stemmen Sie sich nun gegen den Widerstand der ver-
schränkten Hände, indem Sie den Rücken hohl machen
und die Schultern und den Kopf nach hinten ziehen. Ma-
chen Sie die Bewegungen in umgekehrter Folge, während
Sie ausatmen. Wiederholen Sie diese Übung drei- bis vier-
mal.

Der Drehsitz

Drehungen in der Wirbelsäule sind funktionell sehr wichtig, da sie Ihnen eine Menge Rückenbeschwerden ersparen
können. Die Änderung der Druckverhältnisse und die Ent-
lastung des Bauchraums wirken sich zusätzlich günstig aus.

Üben auf dem Boden (Abbildung 21)
Sie sitzen mit gerade ausgestreckten Beinen. Ziehen Sie das
rechte Bein an, so daß der Fuß parallel neben dem linken
Knie steht. Ertasten Sie mit der rechten Hand hinter sich
die Rückenmitte, und legen Sie dort die Hand mit den Fingern nach außen hinter sich auf den Boden, etwa eine
Handbreit vom Körper entfernt.

Jetzt legen Sie den linken Ellbogen auf das gebeugte
rechte Knie und lassen die linke Hand locker herabhängen.
Dadurch rückt das Knie näher zur Brust.

Drehen Sie den Kopf nach rechts, schließen Sie die Augen, und schieben Sie beim nächsten Ausatmen die Schultern nach rechts, bis sie möglichst parallel zum linken Bein
stehen. Achten Sie darauf, daß Sie fest auf beiden Pobak-
ken sitzen. Sie spüren dann eine deutliche Drehung im
Kreuz.

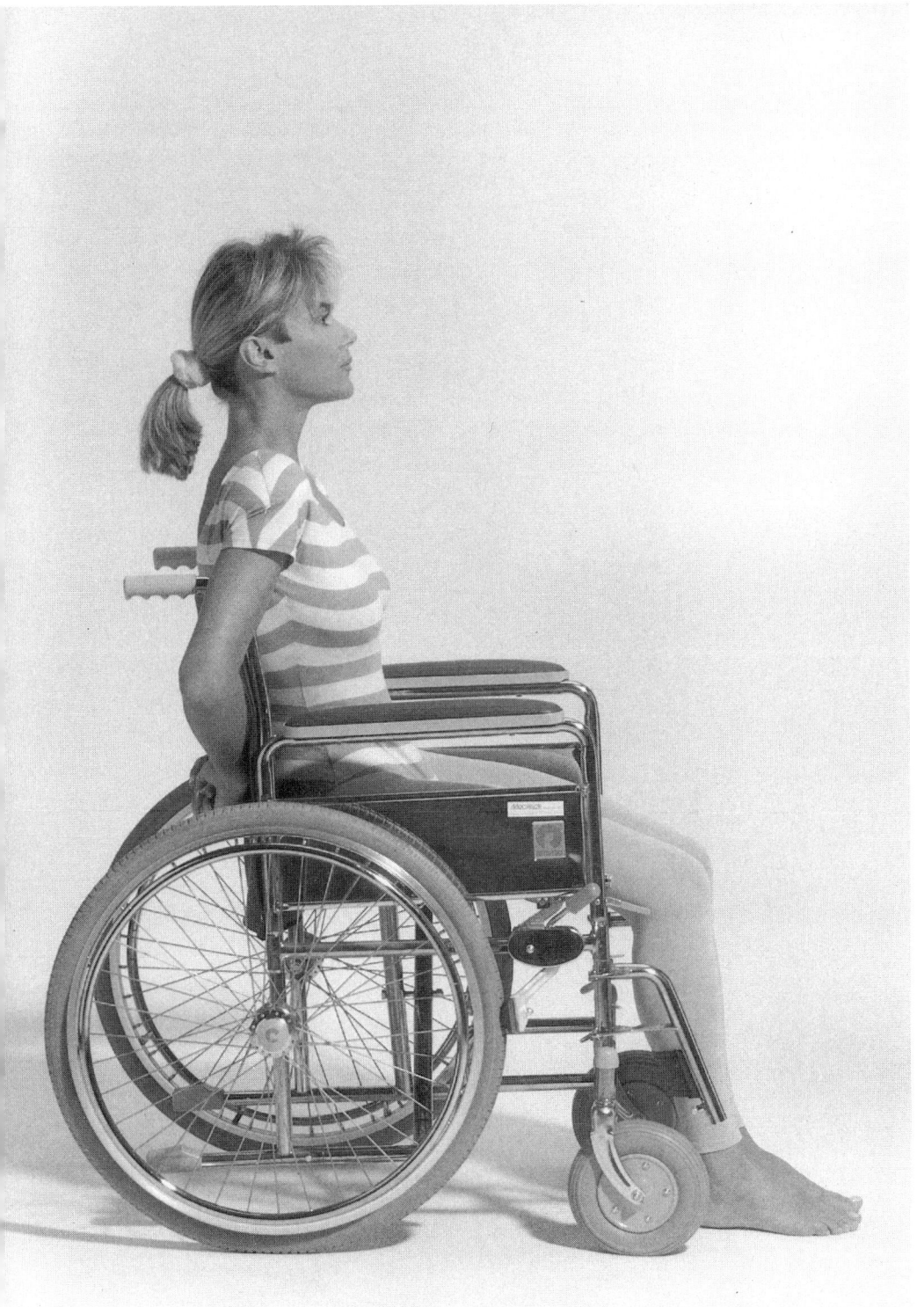

Abb. 20: Rumpfbeuge rückwärts im Rollstuhl

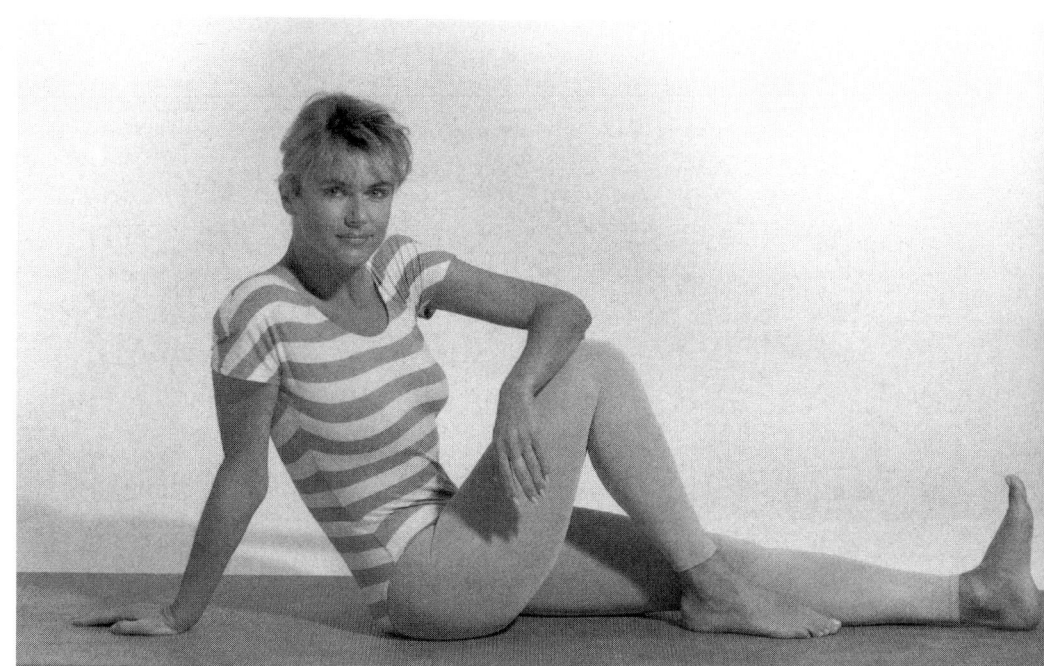

Abb. 21: Drehsitz auf dem Boden

Bleiben Sie ruhig atmend ein bis zwei Minuten in dieser Haltung, und richten Sie sich dann wieder auf.

Wiederholen Sie nun die Übung nach der anderen Seite.

Üben im Rollstuhl (Abbildung 22)
Für diese Übung ist es günstig, wenn Sie die Beine übereinanderschlagen können, aber das ist nicht zwingend erforderlich.

Wenn Sie das rechte Bein übergeschlagen haben, führen Sie den rechten Arm hinter die Rückenlehne des Stuhls oder auf den oberen Rand und drücken stark dagegen, so daß die Schulterblätter nach rechts geschoben werden. Schließen Sie dann die Augen, und bleiben Sie in dieser Haltung, in der Ihre Wirbelsäule optimal verdreht ist, etwa ein bis zwei Minuten sitzen. Nehmen Sie wieder die normale Sitzhaltung ein, und wiederholen Sie dann die Übung nach der anderen Seite.

Die Bauchpresse

Diese Haltung könnte man salopp als Pupsübung bezeichnen. Das klingt nicht sehr vornehm, aber eine ordentlich funktionierende Bauchpresse ist unentbehrlich, zumal Blähungen bei Behinderten unverhältnismäßig häufig vorkommen.

Üben auf dem Boden (Abbildung 23)
Sie liegen mit gerade gestreckten Beinen auf dem Rücken, die Arme mit den Handflächen nach unten seitlich am Körper. Während Sie ausatmen, ziehen Sie das rechte Knie zur Brust, umfassen das Schienbein mit beiden Händen, um das Knie noch dichter an den Körper zu drücken, und dann heben Sie den Kopf bis ans Knie. Beim Einatmen strecken Sie sich wieder ganz flach auf dem Boden aus.

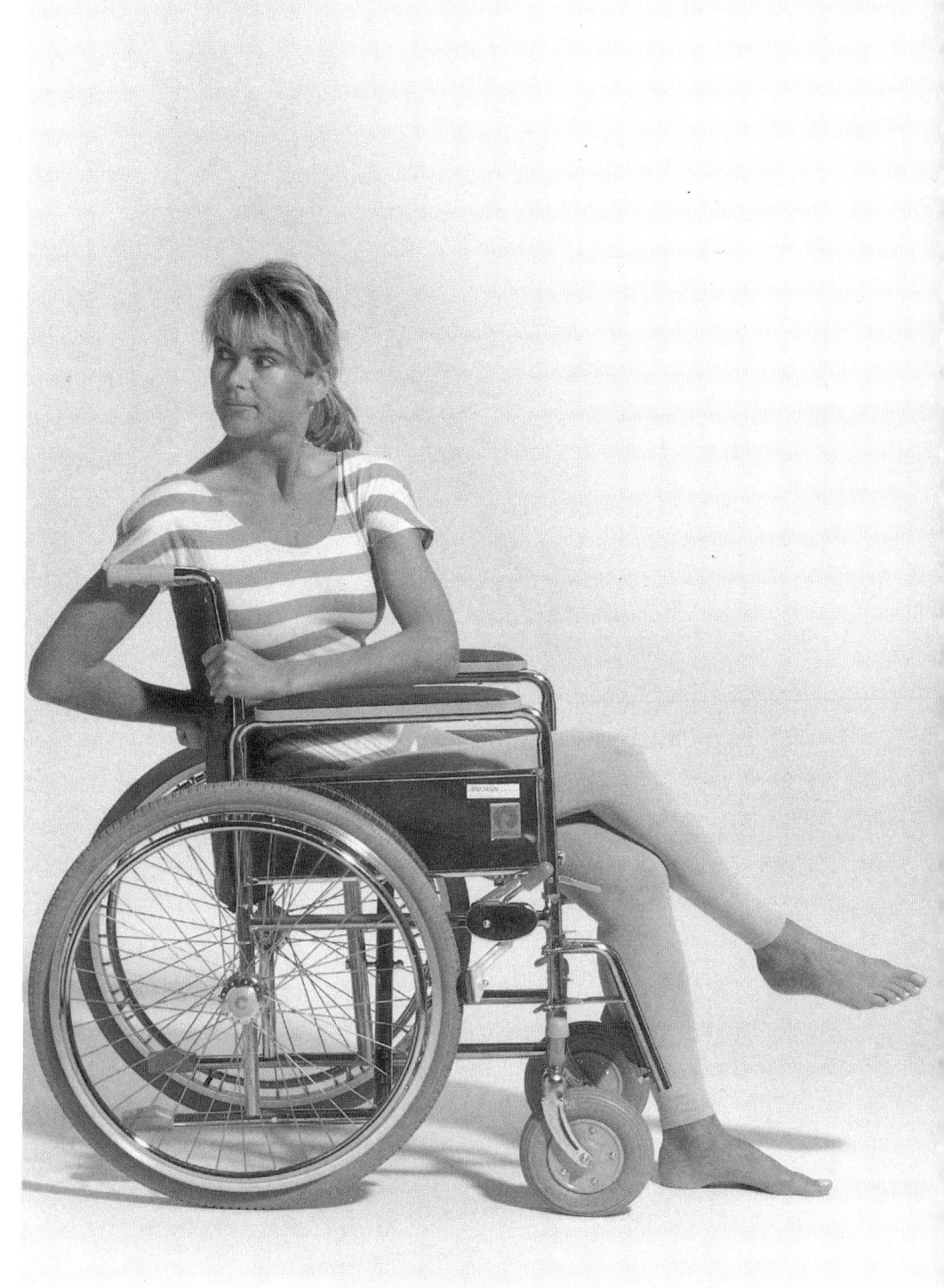

Abb. 22: Drehsitz im Rollstuhl

Während Sie wieder ausatmen, ziehen Sie das linke Knie an die Brust und absolvieren die ganze Übung, wie vorher beschrieben. Als nächstes heben Sie beide Knie gleichzeitig zur Brust. Wiederholen Sie den gesamten Übungsgang zwei- bis dreimal.

Üben im Sitzen
Verschränken Sie die Hände unter dem rechten Knie. Heben Sie, während Sie ausatmen, das Knie zur Brust, und beugen Sie den Kopf möglichst tief herunter. Atmen Sie ein, während Sie das Bein und den Kopf wieder in die Ausgangsposition zurückführen. Üben Sie anschließend mit dem linken Bein, und versuchen Sie es auch mit beiden Beinen gleichzeitig. Passen Sie aber auf, daß Sie nicht das Gleichgewicht verlieren. Wiederholen Sie die Übung zwei-bis dreimal.

Der modifizierte Bogen (Abbildung 24)

Diese Übung ist eine Abwandlung des Bogens, einer klassischen Yogahaltung. In vielen Fällen ist sie sehr hilfreich, nicht aber für jene, die nur im Sitzen üben können.

Sie liegen auf dem Bauch, die Füße parallel, die Arme seitlich am Körper mit den Handflächen nach oben. Während Sie ausatmen, beugen Sie die Knie, so daß die Fersen möglichst dicht ans Gesäß gelangen. Jetzt versuchen Sie, mit den Händen die Füße zu umfassen.

Atmen Sie tief ein und ziehen Sie dann beim Ausatmen die Füße kräftig hoch, während Sie gleichzeitig Kopf und Brust anheben.

Gelenkige Menschen können sowohl die Oberschenkel als auch Kopf und Brust von der Unterlage abheben und liegen dann nur auf dem Bauch. Machen Sie sich nichts daraus, wenn Sie das nicht schaffen. Bleiben Sie nur ein paar Sekunden in dieser Haltung. Wiederholen Sie die Übung noch zweimal.

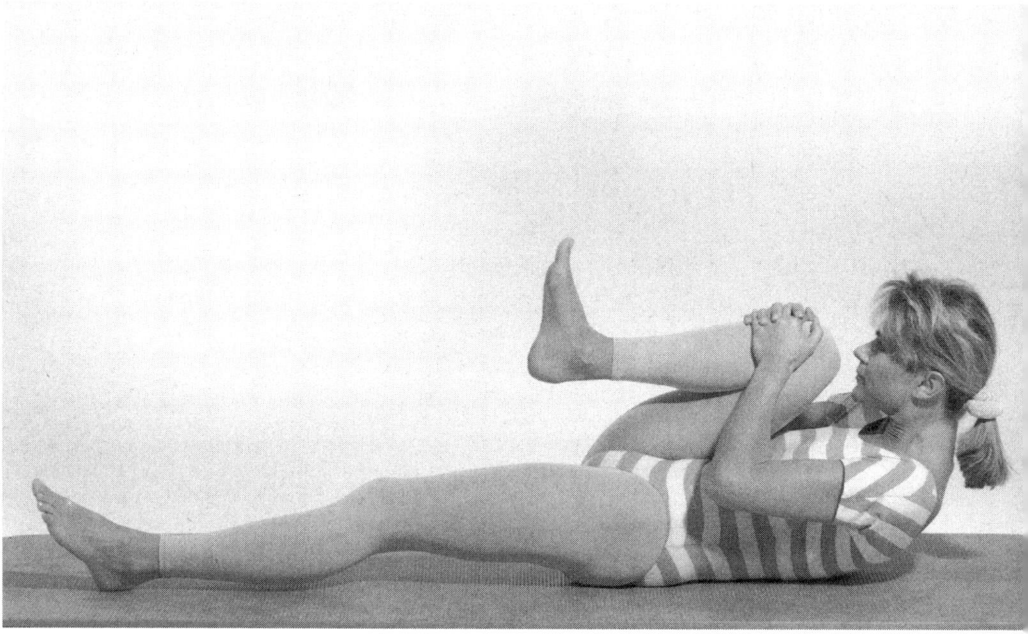

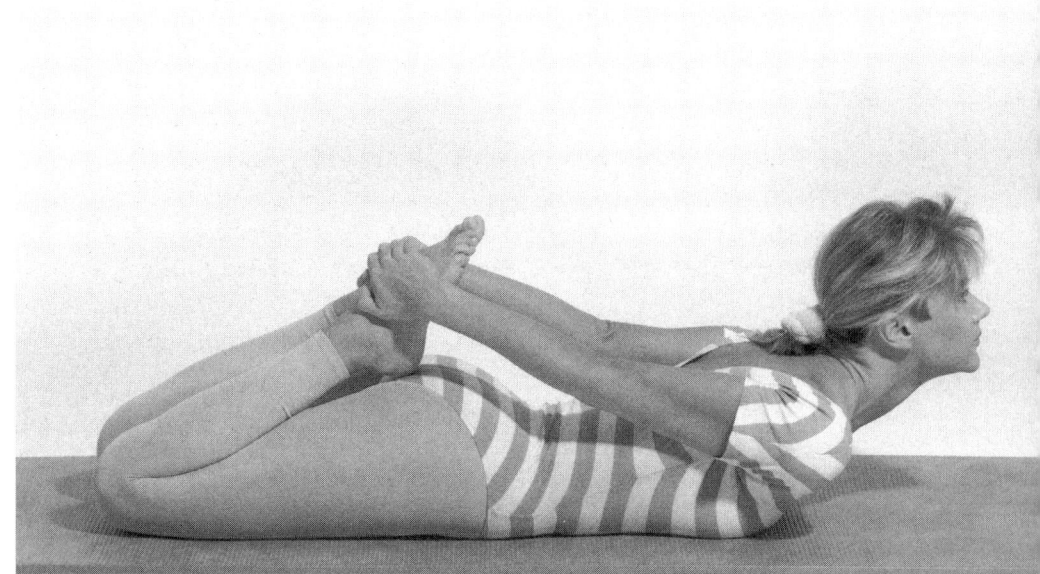

Abb. 23: Die Bauchpresse

Abb. 24: Der modifizierte Bogen

Dies ist eine der wenigen Yogahaltungen, bei denen die kräftige Bewegung mit dem Ausatmen erfolgt. Normalerweise geht die Einatmung mit Anspannung oder Dehnung des Brustkorbs einher. Bei wirklich kräftigen Bewegungen jedoch trägt die Entspannung der Muskeln nach tiefer Einatmung dazu bei, das beste Ergebnis zu erzielen.

Die modifizierte Heuschrecke (Abbildung 25)

Auch diese klassische Yogahaltung ist nur für diejenigen geeignet, die sich auf den Boden legen können.

Sie legen sich auch hier erst auf den Bauch. Das Kinn berührt die Unterlage. Die Hände liegen seitlich am Körper, die Handflächen sind zum Abstützen gegen den Boden gedrückt. Heben Sie beim Einatmen das rechte Bein hoch, ohne das Knie zu beugen. In dieser Haltung atmen Sie zweimal ein und aus und lassen dann, während Sie ausatmen, das Bein wieder sinken. Nun üben Sie mit dem linken Bein. Wiederholen Sie die Übung abwechselnd zweimal mit jedem Bein.

Übungen für Hände, Füße und Augen

Die Übungen für Kopf und Schultern wurden bereits besprochen. Sie sollten regelmäßig gemacht werden. Im folgenden werden Übungen für die Füße, die Hände und die Augen beschrieben. Sie sind alle gleichermaßen wichtig. Falls Sie Probleme mit einem dieser Körperteile haben, werden Ihnen diese Übungen guttun. Ansonsten tragen sie dazu bei, diese Teile funktionstüchtig zu erhalten.

Üben mit den Füßen
Selbstverständlich sollen die Übungen barfuß gemacht werden, am besten im Sitzen.

Zuerst bewegen Sie bei leicht gestreckten Beinen die Ze-

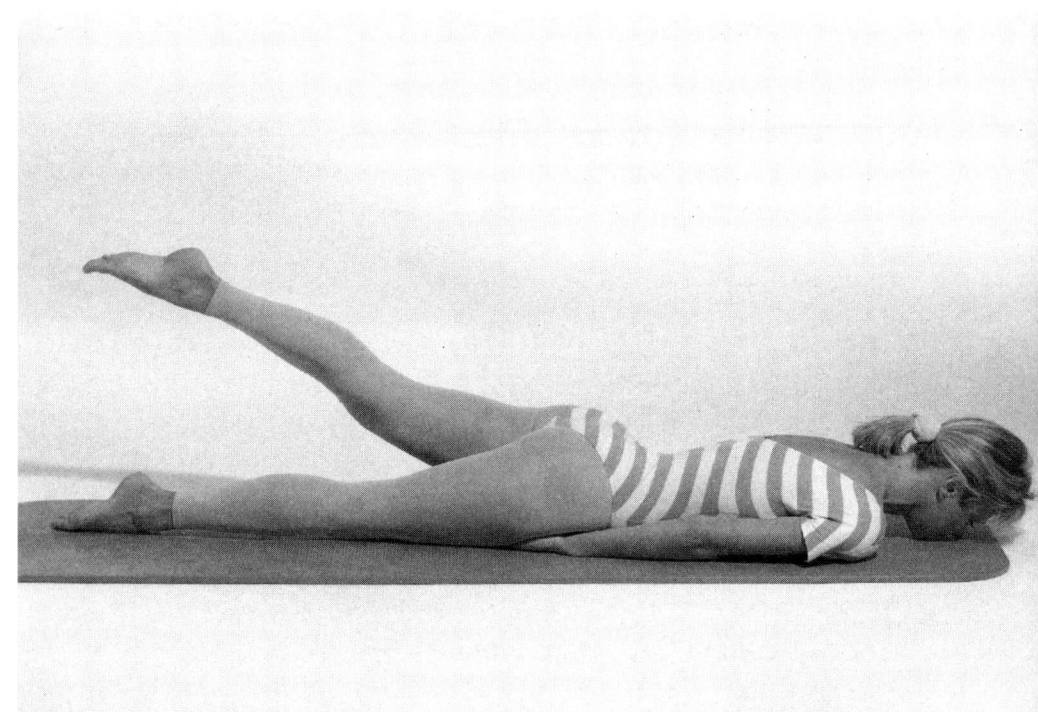

Abb. 25: Die modifizierte Heuschrecke

hen nur vor und zurück. Wackeln Sie ruhig so etwa ein bis zwei Minuten mit den Zehen. Versuchen Sie auch, die Zehen zu spreizen.

Als nächstes bewegen Sie den ganzen Fuß vor und zurück, das lockert die Sprunggelenke. Steife Fußgelenke können eine Reihe von Beschwerden verursachen. Legen Sie zum Schluß einen Fuß über das andere Bein, packen Sie ihn mit den Händen, und lassen Sie ihn einige Male in beide Richtungen kreisen. Machen Sie die Kreisbewegungen auch mit dem anderen Fuß.

Üben mit den Händen
Halten Sie die Hände etwa zwei Handlängen vor sich in Brusthöhe, ballen Sie die Fäuste, und spreizen Sie dann die Finger weit auseinander. Das wiederholen Sie einige Male im Wechsel.

Jetzt heben Sie die Arme, so daß die Ellbogen einen rechten Winkel zum Rumpf bilden und die Finger gerade in die Luft zeigen. Strecken Sie die Arme gerade, indem Sie die Unterarme herabschwingen. Wiederholen Sie diese Übung einige Male.

Zum Schluß lassen Sie die Hände locker in den Schoß fallen.

Üben mit den Augen
Blicken Sie ganz langsam und gezielt nach oben, nach rechts, nach unten, nach links und wieder nach oben. Üben Sie dreimal rechts- und dreimal linksherum.

Jetzt lassen Sie die Augen langsam rollen, auch hier dreimal im Uhrzeigersinn und dreimal in entgegengesetzter Richtung.

Blicken Sie nach links oben und bewegen Sie die Augen in Zickzacklinie, bis sie nach rechts oben blicken, dann wieder genauso zurück. Ebenfalls dreimal üben.

Halten Sie eine Hand mit erhobenem Zeigefinger in

Brusthöhe etwa dreißig Zentimeter vor sich. Fixieren Sie abwechselnd die Fingerspitze und die Wand dahinter. Mehrere Male wiederholen.

Zum Schluß reiben Sie die Handflächen möglichst fest gegeneinander, um Wärme und Reibungselektrizität zu erzeugen. Sobald die Hände richtig warm sind, halten Sie sie ungefähr zwei Minuten lang vor die offenen Augen. Kneifen Sie die Augen nicht zu.

Natürlich gibt es im Yoga noch viele andere Übungen und Haltungen, doch können die hier beschriebenen zusammen mit der Anleitung zum Visualisieren die Grundlage für ein ausgewogenes Übungsprogramm bilden. Wer körperlich leistungsfähiger ist und mehr tun will, braucht sich nur eines der vielen einschlägigen Bücher über Yoga-Haltungen zu besorgen. Es wird ihm wenig Mühe bereiten, neue Haltungen nach seinen persönlichen Bedürfnissen abzuwandeln.

Bedenken Sie stets, wie Sie an diese Übungen herangehen müssen. Betrachten Sie sie nicht einfach als gymnastische Übungen, denn das würde ihren Wert erheblich mindern. Jede Yogasitzung muß daher sorgfältig und konzentriert durchgeführt werden.

Wie ich bereits betonte, bedeutet Yoga, das natürliche Gleichgewicht zwischen Anspannung und Entspannung zu erarbeiten und zu erfahren. Das sollte in jeder Yogasitzung geschehen. Entspannen Sie sich auch wirklich zwischen den einzelnen Haltungen. Üben Sie langsam und ohne sich anzustrengen. Der Geist soll gelassen sein und nicht durch die Uhr oder durch äußere Reize abgelenkt werden. Sie müssen selbst entscheiden, wie oft und wie lange Sie üben. Regelmäßiges Üben ist wichtig. Es gibt nur wenige Menschen, die sich nicht täglich eine halbe oder volle Stunde Zeit für das Üben des Atmens und der Haltungen nehmen könnten. Am besten ist es, wenn Sie immer zur gleichen Tageszeit üben. Wie sich der Körper an regelmäßige Essenszeiten gewöhnt, so wird er auch auf bestimmte Zeiten für körperliche und geistige Aktivitäten programmiert. Für die Praxis ist das immer sehr nützlich.

Viele Behinderte können keine passende Sportkleidung tragen. Die gewohnte Bekleidung sollte jedoch in keiner Weise einengen, und die Füße sollten am besten nackt sein. Praktisch ist es, wenn Sie dicke Socken tragen, die bei Bedarf an- oder ausgezogen werden können.

Wir sind heute immer darauf erpicht, daß uns andere zeigen, wie wir etwas machen sollen. Beim Yoga geht es aber grundsätzlich darum, etwas innerlich zu begreifen, und deswegen sollten sich spezielle Anleitungen auf ein Minimum beschränken. Auch bei den Haltungen muß bloß das Prinzip verstanden worden sein, dann kann der Übende Abwandlungen und ein eigenes Programm entwickeln. Wichtig ist, daß die Übungen ausgewogen sind und daß am Ende einer Sitzung immer entspannt wird.

ACHTES KAPITEL

Die Kunst der Entspannung

Einige Aspekte der Entspannung wurden bereits erläutert, aber das Thema ist so wichtig, daß es in einem eigenen Kapitel behandelt werden muß.

Wie schon betont wurde, ist Entspannung die eine Seite unseres Lebens. Sie bildet das Gegengewicht, das unsere Anspannung und unsere Willenskraft erst wirksam macht. In der Medizin weiß man schon lange, daß ein Mensch, der sich plötzlich einer Streßsituation gegenübersieht, automatisch mit einer ganzen Reihe psychosomatischer funktioneller Veränderungen reagiert, die wir als »Kampf- oder Flucht«-Reaktion bezeichnen. Im Laufe der Evolution mußte der *Homo sapiens* sofort und effizient auf plötzliche Chancen oder Bedrohungen reagieren lernen, zumeist im Zusammenhang mit der Nahrungsbeschaffung oder der Abwehr von Feinden. Der Mensch erwarb sich darin einige Geschicklichkeit, und diese ist teilweise für die Entstehung und Entwicklung unserer Spezies verantwortlich, während zahlreiche andere Arten ausstarben oder von uns gezähmt wurden.

»Kampf oder Flucht« bedeuten nur ein Extrem der Aktivierung, eine Reihe von Notfallreaktionen, durch die sofort

Energie bereitgestellt wird, um entweder kämpfen oder fliehen zu können. Bekanntlich können wir unter extremem Druck Leistungen vollbringen, die wir nicht für möglich gehalten hätten. Die »Kampf- oder Flucht-Reaktion« war schon längst wissenschaftlich anerkannt, als man begriff, daß das Gegenteil dieser Notfallreaktionen ein Vorgang ist, der als »Entspannungsreaktion« bezeichnet wird. In der Folge wurde erkannt, daß die Regeneration der Kräfte, das Aufladen mit Energie, in hohem Maße von der Entspannung abhängt. Im Leben Behinderter ist der Anteil der Spannung meist erhöht. Körperliche Verspannungen werden erzeugt und nicht abgebaut; geistig-seelische Spannungen entstehen und werden nicht abgeführt. Viele Menschen, die wissen, daß ihre Erkrankung zu Behinderung führt, behaupten:»Oh, ich bin darüber hinweg. Ich denke einfach nicht mehr daran.« Im allgemeinen betrügen sie sich damit selbst. Sie meinen eigentlich, daß sie die Angst, den Streß im Geist unter den Teppich gekehrt, ins Unterbewußtsein verdrängt haben.

Vor einiger Zeit besuchte uns für ein paar Tage eine junge Frau mit multipler Sklerose. Als sie ankam, wollte ich gerade zu einer Verabredung gehen, unterhielt mich aber vorher kurz mit ihr. Sie erzählte, sie habe sich mit ihrer Krankheit abgefunden und quäle sich nicht mehr damit. Nachdem ich sie aufmerksam betrachtet hatte, sagte ich ihr auf den Kopf zu:»Ich glaube, Sie haben jetzt gelogen.« Darauf gab sie zu, daß ihr immer wieder der Augenblick, als man ihr die Diagnose mitteilte, plötzlich in den Sinn komme, ihr Angst und Schrecken einjage, und das verdränge sie dann möglichst rasch. Danach verschlechterte sich jeweils ihr körperlicher Zustand. Ich machte ihr klar, sie dürfe nicht zulassen, daß diese Angst in ihr hochkriecht und sie schwächt, sondern müsse sie sich richtig bewußt machen und sich offen und ehrlich damit auseinandersetzen. Das sei zwar anfangs sehr schmerzlich, aber nur so

würde sie allmählich den Dämon verjagen, der in ihr wüte-
te und zu ihrem geistig und körperlich schlechten Befinden
führte. Wenn man Problemen ausweicht, kann man sich
nicht entspannen. Entspannung gelingt nur auf dem Boden
gründlicher Aktivierung. Diese Tatsache wird oft von vielen
ignoriert, die vorgeben, Entspannungstechniken zu lehren.

Geistig-seelische Spannungen

Der Streß des modernen Lebens fordert reihenweise seine
Opfer unter den berufstätigen jungen Frauen und Män-
nern. Immer mehr verfallen die Betroffenen ins Grübeln
und werden von Ängsten heimgesucht. Das kann so
schlimm werden, daß sie viele Dinge aufgeben, um sich
nur um so mehr zu quälen. Sie lassen Sport Sport sein,
vergessen ihre Hobbys und ziehen sich vom gesellschaftli-
chen Leben zurück. Oft sind sie schließlich überzeugt, sie
seien geisteskrank, würden vielleicht verrückt, und dabei
nimmt ihre Besessenheit weiter zu.

Früher versuchte ich einfach, solchen Geplagten Ent-
spannungsphasen zu verordnen, aber verschiedene Untersuchungen ergaben, daß sie sich keineswegs entspannten,
und die elektronischen Tests zeigten einen gleichbleiben-
den, anscheinend degenerativen Zustand des Gehirns. Ich
begann zu überlegen, ob vielleicht wirklich geistig etwas
nicht in Ordnung sein könnte. Dann hatte ich eine Idee.
Ich veranlaßte diese Leute, sich vor den Entspannungsübungen so tüchtig zu bewegen, daß sie bei ihrer schlechten körperlichen Kondition außer Atem gerieten. Danach
konnte ich feststellen, daß auffallende Veränderungen ein-
traten und der Kopfbefund sich sehr bald normalisierte.
Die Erklärung ist einfach: Die körperliche Aktivität und
das Schnaufen verhinderten weitere Grübeleien, und dies
spiegelte sich in der Reaktion des Gehirns wider.

Nur zu leicht geraten auch Behinderte in diesen Zustand, weil ihre körperliche Verfassung ihre Aktivitäten einschränkt und die falsche Art von »innerer Einkehr« fördert. Ich habe schon darauf hingewiesen, daß die Lunge oft große Mengen verbrauchter Atemluft enthält und die Atmung so flach ist, daß sie das Gehirn kaum mit der nötigen Energie versorgen kann. Und das Herz wird oft nur durch den Stimulus der Furcht angetrieben. Wenn man einem so geplagten Menschen rät, er solle sich entspannen, ist das ähnlich, als würde man ein Pferd an die Tränke führen und ihm die Kandare im Maul lassen.

Natürlich will ich damit nicht sagen, daß man in jeder Lebenssituation zuerst körperlich aktiv sein muß, bevor man sich entspannt, aber wenn jemand mit beständiger geistiger Spannung lebt, bei körperlicher Unterforderung, dann ist solche Aktivität ein Muß. Da Behinderte außerstande sind, mal eben einen kurzen Sprint hinzulegen oder auf- und abzuhüpfen, sind andere Methoden geboten. Zu den einfachsten und wirksamsten zählt die bereits beschriebene Lockerung des Zwerchfells durch Atmen. Sie ist tatsächlich effektiver als manche Form der körperlichen Ertüchtigung, weil sie kontrolliert erfolgt und den Körper in der richtigen Weise fordert. Sofern sie wirklich gründlich durchgeführt wird, ist sie eine ideale Grundlage der Entspannung.

Falls nötig und physisch möglich, können noch ein paar Übungen – und hier meine ich gymnastische Übungen – gemacht werden, die etwas anstrengender sind als die üblichen. Sie beschleunigen die Herzfrequenz und verbessern die Durchblutung, und das Gehirn kann danach befriedigt registrieren, wie sich die Körperfunktionen wieder verlangsamen. In diesem Zusammenhang sind die Unterschiede zwischen den verschiedenen Methoden der Entspannung zu erläutern. Da ist zunächst die einfache Entspannung (gemütlich im Sessel hocken), die man kaum Entspannung nennen kann. Dann haben wir die Entspannung durch Yoga, die normalerweise in Rückenlage geübt wird, aber bei richtigem Vorgehen auch sitzend möglich ist und zu ganz bestimmten Veränderungen führt. Wir haben die schon beschriebene Visualisierung, die etwas andere Veränderungen bewirkt.

Und schließlich haben wir die Meditation, die tiefste Form der Versenkung. Meditation und Gebet werden oft verwechselt. Ein berühmter Yogi definierte einmal den Unterschied zwischen beiden Begriffen wie folgt: »Im Gebet spreche ich mit Gott. In der Meditation spricht Gott mit mir.« Mit der Meditation beschäftigen wir uns erst im nächsten Kapitel.

Entspannung im Yoga

Nachdem wir die Visualisierung schon kennen, müssen wir uns jetzt mit der Entspannung im Yoga befassen. Diese kann – und soll – insgesamt zehn bis fünfzehn Minuten dauern und einen unverzichtbaren Teil jeder Yogasitzung bilden, indem sie kurz zwischen den einzelnen Haltungen eingeschoben und zum Abschluß etwas länger geübt wird. Die körperlichen Voraussetzungen sind die gleichen wie beim Visualisieren, ich werde sie aber noch einmal kurz durchgehen.

Zuerst für jene, die sitzend üben. Die Haltung der Beine soll fest und bequem sein, bei möglichst minimaler Muskelanspannung. Der Rumpf ist aufgerichtet. Das fällt beim Sitzen oft schwer und muß auch keineswegs kerzengerade sein, wenngleich dies anzustreben ist (auf das nützliche Polster in Taillenhöhe wurde bereits hingewiesen) und allmählich auch erreicht werden kann. Ein gebückt sitzender Mensch kann sich weder ordentlich entspannen noch richtig meditieren. Die Hände sollen im Schoß liegend einander berühren, der Kopf locker und gerade über den Schultern ruhen und nicht nach vorne, hinten oder zur Seite geneigt sein.

Die Augen sollen leicht geschlossen sein. Wer in Rückenlage übt, soll die Beine leicht spreizen (notfalls ein Kissen zwischen die Knie schieben), die Fußgelenke möglichst locker lassen, so daß die Zehen nach außen fallen. (Bei steifen Beinen und Fußgelenken genügt oft eine kleine Hilfestellung, auf die aber recht bald verzichtet werden soll.) Die Arme liegen mit den (locker gehaltenen) Handflächen seitlich am Körper, ohne ihn zu berühren. Der Rücken liegt flach auf dem Boden. Auch hier kann, falls nötig, ein Polster benutzt werden, das aber so dünn wie möglich sein sollte.

Beim Üben im Sitzen sollen die Schultern herabhängen (die Muskelanspannung zieht sie nach vorne) und der Kopf eine gerade Linie mit dem Rumpf bilden. Wenn es notwendig ist, kann auch hier ein kleines Polster benutzt werden, doch sollte der Nacken frei sein und das Kinn weder auf die Brust sinken noch eingezogen werden. Die Augen sind selbstverständlich geschlossen. Es empfiehlt sich, diese Haltungen auch zwischendurch außerhalb des Entspannungsprogramms zu trainieren; denn für viele sind sie nicht einfach, und da hilft es am besten, immer wieder zu üben.

Wesentlich ist an erster Stelle, daß Sie sich Ihrer Atmung bewußt werden und es bleiben. Es ist wohltuend, dem Atem zu lauschen, ihn ungehindert langsam und rhythmisch strömen zu fühlen und, vor allem, ihn zu genießen.

Denken Sie immer daran: Atmen ist Leben. Spüren Sie die sanften Auf- und Abbewegungen Ihres Bauches, die entspannte Reglosigkeit Ihres Brustkorbs. Seien Sie ruhig und gelassen. Vergessen Sie die Zeit.

Leidenschaftslose innere Beobachtung

Kernpunkt der Entspannung ist die innere Beobachtung zunächst des Atems, dann des Körpers. Sie beobachten leidenschaftslos, völlig passiv, ohne Emotion. In diesem Zustand innerer Beobachtung funktioniert der Organismus fast ganz autonom. Die Atmung wird nicht bewußt gelenkt – nicht Sie atmen, sondern der Körper atmet. Das heißt nun nicht, daß alle Organsysteme sofort rhythmisch und harmonisch zu arbeiten beginnen. Im Laufe der Jahre haben viel zu viele Unterbrechungen der natürlichen Funktionen stattgefunden, und diese Unterbrechungen haben neue, potentiell oder real schädliche Reflexe entstehen lassen. Im Zustand wirklicher Entspannung werden einige dieser Reflexe wieder ausgeschaltet, weil Belastungen entfallen, die sich normalerweise auswirken. Wenn man sich entspannt und wenn Verspannungen gelöst werden, bessert sich beispielsweise die Durchblutung der Haut. Noch viele andere banale Körperfunktionen werden verbessert. Diese günstigen Veränderungen können allein durch leidenschaftslose innere Beobachtung zustandekommen. In dieser Phase kann man Veränderungen nicht bewußt herbeiführen, sondern nur Zonen der Spannung oder der gestörten Rhythmik registrieren. Die Veränderungen muß man einfach in der Interaktion zwischen Gehirn und Körper geschehen lassen.

Obwohl diese Form der Entspannung eigentlich lebensnotwendig ist, vernachlässigen wir sie sträflich. Die seit Jahrhunderten beim Yoga gebräuchlichen Körperhaltungen mindern in hohem Maße körperliche Verspannungen und sollten deswegen wo immer und wann immer möglich praktiziert werden. Allerdings ist dies sogar für Nichtbehinderte, erst recht für den Rollstuhlabhängigen nicht immer möglich, und wir können schlecht behaupten, der Mensch sei so gebaut, daß er sich zum Entspannen jedes-

mal auf den Rücken legen müsse. (Manche Menschen, vor
allem die mit Rückenbeschwerden, können sich viel besser
in Bauchlage entspannen.) Allerdings muß man sich die
Anatomie unseres Rumpfes vergegenwärtigen. Wenn wir
uns krumm halten oder die Brust herausstrecken, stören
wir nicht nur die Balance der Wirbelsäule, sondern beein-
trächtigen auch die Nervenfunktionen und belasten die
Rückenmuskeln falsch. Wichtig ist auch, die Bauchmuskulatur von dem Druck, der durch gebückte Haltung entsteht, zu entlasten. Ob wir also liegen oder sitzen, sobald
wir uns vergewissert haben, daß unsere Haltung korrekt ist,
achten wir als nächstes darauf, daß unsere Atmung langsam, rhythmisch und frei ist und nur der Bauch sich bewegt. Dann schlüpfen wir in die Rolle eines *neutralen*
Beobachters unseres Körpers. Wenn Körperregionen verspannt sind, registrieren Sie dies ruhig und emotionslos.
Allein die konzentrierte innere Beobachtung wird die Störung verringern.

Es gibt eine häufig praktizierte Entspannungsmethode,
bei der jeder Teil des Körpers von den Zehen bis zum
Scheitel nacheinander angespannt und wieder entspannt
wird. Diese »progressive Muskelrelaxation nach JACOBSON«
hat durchaus ihren Nutzen, aber das eigentliche Problem
ist ja nicht die Spannung in den einzelnen Regionen des
Körpers, sondern der Spannung verursachende geistige
Prozeß. Ist der Geist betroffen, bekümmert oder erregt,
dann kehrt nach allen physischen Lockerungsversuchen die
Spannung in Sekundenschnelle zurück.

Durch die möglichst gelassene innere Beobachtung des
Körpers geben wir diesem den ersten Anstoß, sich zu entspannen. Das Gefühl der körperlichen Entspannung ist
überaus befriedigend und bewirkt seinerseits eine größere
geistige Gelassenheit. Beide Vorgänge verstärken sich ge-
genseitig.

Entspannung wird häufig mit lebhaften, mitunter emotional getönten bildlichen Vorstellungen herbeigeführt. Das ist keine wirkliche Hilfe. Zunächst einmal soll man sich bei der Entspannung, wie auch bei der Meditation, konzentrieren und nicht verzetteln. Je weiter wir in Gedanken spazierengehen, desto ferner rückt die geistige Stille. So ist auch der wesentliche Punkt beim Entspannen, daß wir in der Rolle des Beobachters bleiben und in einen Zustand erhöhten inneren Bewußtseins gelangen. Wir wollen weder die Wahrnehmung des Körpers ausschalten noch den Körper aktivieren. Dies unterscheidet die Entspannung von der Visualisierung. Diese ist eine positive, kontrollierte geistige Anregung, um ein bestimmtes Ziel zu erreichen. Entspannung hingegen ist das vollständige Ausschalten schädlicher Unterbrechungen der Körperfunktion und führt zu geistiger Erfüllung.

Diese Zusammenhänge müssen Ihnen ganz klar sein. Lassen Sie sich nicht verwirren. Heute werden viele Entspannungskassetten angeboten; manche sind hervorragend, andere wiederum dringen in fragwürdige Bereiche vor, die mit eigentlicher Entspannung wenig zu tun haben. Sie müssen also die Spreu vom Weizen unterscheiden lernen. Wenn eine Kassette nicht den Kriterien entspricht, auf die ich hingewiesen habe, sollten Sie sich gut überlegen, ob sie Ihnen wirklich nützen kann. Ähnliches gilt natürlich auch für den Besuch von Kursen, in denen Entspannung auf dem Programm steht.

Im folgenden gebe ich Ihnen eine Anleitung zur Entspannung, die Sie sich einprägen und mit der Sie arbeiten können.

Sie liegen oder sitzen ruhig und in der richtigen Haltung und konzentrieren sich zuerst auf Ihren Atem, bis er rhythmisiert ist. Üben Sie ohne Hast, vor allem, wenn Sie sich entspannen wollen, weil Sie unter Streß stehen. Beginnen Sie dann, Ihren Körper innerlich als lebendigen Organismus zu beobachten: wie die Lunge sich entfaltet und wieder zusammenfällt, das Herz pumpt, das Blut durch den Körper strömt und die Organe arbeiten. Betrachten Sie distanziert die unzähligen Funktionen, die ständig in Ihrem physischen Körper ablaufen. Nehmen Sie sich Zeit, damit das innere Bewußtsein Ihres Körpers Sie ganz durchdringen kann.

Dann konzentrieren Sie sich wieder auf Ihren Atem und machen sich bewußt, daß es der Atem ist, der den ganzen Körper aktiviert, mit dem Sie nun eins geworden sind. Werden Sie sich immer stärker des Atems und seiner Bedeutung bewußt. Lassen Sie sich Zeit, eilen Sie nicht.

In der dritten Phase konzentrieren Sie sich auf das Gehirn, halten sich im Geiste vor, daß der Atem die Energie liefert, die das Gehirn aktiviert, und dieses erstaunliche Organ in Ihrem Kopf tausend und aber tausend sensorische Reize auf einmal verarbeitet; daß in ihm die ungezählten Erinnerungen Ihres ganzen Lebens gespeichert sind; daß es Befehle erteilt, die jede kleinste Zelle Ihres Körpers stimulieren oder hemmen können.

Nun haben wir nach und nach das Bild, wie unser physisches Selbst funktioniert, in uns komponiert, aber das ist natürlich keine sich selbst genügende Einheit, denn wer ist dieses Selbst, das sich der inneren Beobachtung hingibt? Konzentrieren Sie sich deshalb nun ruhig und gelassen auf den Geist, als einen Spiegel, der (nur zu oft unbewußt gefilterte) Informationen, reflektiert. Doch Sie gehen noch weiter, denn wer lenkt den Prozeß, den wir Entscheidung nennen, und bedeutet Entscheidung bloß, daß wir aus den Gehirnsignalen eine bestimmte Bahn auswählen? Schließlich müssen wir die Grenzen des Gehirns und des Geistes überwinden und gelangen dann zum höchsten Bewußtsein, das wir Selbst, Seele, Gott nennen (was immer wir mit diesem Begriff verbinden).

Indem wir in die innere Beobachtung des physischen Körpers langsam Gehirn und Geist einbeziehen, erreichen wir einen Zustand, der sich mit Worten nicht beschreiben läßt, der uns jedoch tiefste Befriedigung gibt. Es ist jener Zustand, den wir »Versenkung« nennen, in der unsere Identität in etwas Größerem aufgeht. Jetzt endlich fühlen wir inneren Frieden.

Diesen langsam und behutsam herbeigeführten Zustand dürfen Sie nicht abrupt beenden. Ruckartiges Zurückkehren ist nicht ratsam. Deshalb schalten wir unser Bewußtsein nach und nach wieder ein, dehnen und strecken die Glieder und öffnen schließlich die Augen. Eine Entspannung, die Ihnen so oder in ähnlicher Weise gelingt, beruhigt und erfrischt den Geist und ist wohltuend für den Körper.

Neuntes Kapitel

Meditation: die innere Ruhe

Wir haben uns mit der Technik der sogenannten Visualisierung beschäftigt und gerade ein ganzes Kapitel lang die Kunst der Entspannung behandelt. Nun müssen wir uns auch mit der Meditation ausführlich befassen. Allen drei Verfahren ist eigentümlich, daß sie geistige Ruhe entstehen lassen, und doch löst die Idee der Meditation bei vielen Menschen Unruhe und Ablehnung aus, während das Interesse an Entspannung groß ist und die Technik der Visualisierung zunehmend Anhänger findet. Manche behaupten gar, die Meditation öffne in uns das Tor für das Böse! Diese Äußerung sagt mehr über die Verfassung derer aus, von denen sie kommt, als daß sie die Meditation kritisch wertet. Ein christlicher Priester fragte mich einmal, was ich von der Behauptung hielte, daß die Meditation den Meditierenden für den Einfluß des Bösen empfänglich macht. In meiner Antwort wies ich unter anderem auf die enormen positiven körperlichen Wirkungen hin, die Meditation nachweislich hat und von denen einige in diesem Buch erwähnt sind. Ich erklärte, daß der Körper sich mit Sicherheit nicht entspannen und nicht besser funktionieren könnte, wenn er sich in den Krallen des Bösen befände – im

Gegenteil, es dürfte dann zu krampfartigen körperlichen
Reaktionen kommen. Er gab mir recht.

Was immer Sie selbst von der Macht des Bösen halten
mögen, die Behauptung ist in einem zentralen Punkt
falsch. Die Kritiker argumentieren, in der Meditation werde der Geist leer, und in diesem Zustand könne er das
Böse aufnehmen. Aus den Yogaschriften geht jedoch deutlich genug hervor, daß es unmöglich ist, den Geist substan-
tiell leer zu machen – das würde den Tod bedeuten. Ziel
ist vielmehr die innere Sammlung, die Fähigkeit, sich un-
abgelenkt in einen einzigen Gedanken zu versenken, ohne
Impuls zum Handeln. Es ist bemerkenswert, daß die Kritiker, die Meditation als Tor zum Bösen anprangern, zumeist methodistisch orientierte Christen sind, während
bedeutende indische Yogis als Meditationsmethode emp-
fehlen, im Geist mit Jesus Christus zu verschmelzen!

Da Yoga den Lebensweg als Überwindung des Leidens
betrachtet und die Meditation im Yoga eine zentrale Rolle
spielt, muß sie einen bedeutenden Beitrag zu diesem Ziel
leisten. Am Anfang dieses Buches war die Rede von dem
Wunder, das wir vollbrachten, indem wir als fast hilflose
Babys unsere Arme und Beine gebrauchen lernten, ohne
daß es uns beigebracht wurde. Vielmehr folgten wir allein
unserem inneren Antrieb. Das zweite Wunder, dessen wir
bedürfen – nämlich, wie zuvor den Körper, nun auch den
Geist beherrschen zu lernen –, ist schwerer zu vollbringen,
weil uns inzwischen die Sprache gegeben wurde, die eine
wunderbare Dienerin ist, aber eine furchtbare Herrin. Die
Sprache hat uns unser »Das-kann-ich-nicht«-Syndrom be-
schert, eine der schlimmsten psychosomatischen Einschränkungen, die wir zu überwinden haben. Vielen Menschen,
die ein paar Minuten lang geistig ruhig zu sein versuchen,
gehen alle möglichen abwegigen Gedanken durch den
Kopf, und dann rufen sie: »Das kann ich nicht!« Hätten
wir diesen schrecklichen Satz als Babys gekannt, dann hät-

ten wir niemals laufen gelernt. Ich weiß, daß ich mich wiederhole, aber diese Lektion ist lebenswichtig.

Beharrlichkeit

Wenn wir etwas wirklich wollen, gehen wir beharrlich darauf zu. Fast jeder will als Kind radeln lernen. Also setzt man sich aufs Fahrrad – und fällt erst einmal runter. Das passiert immer wieder, aber wir haben ja den sichtbaren Beweis, daß es geht, denn wir sehen andere Leute radeln, und deswegen probieren wir es beharrlich so lange, bis wir es ebenfalls können, und dann verlernen wir es nie völlig. Wenn wir älter sind, wiederholt sich das ganze beim Autofahren. Auch hier besteht der Anreiz darin, daß wir andere am Steuer sehen und mithalten wollen. Bei der Beherrschung des Geistes haben wir das Problem, daß wir den Erfolg nicht so unmittelbar erkennen können. Er zeigt sich jedoch anschließend in unserem Leben und in unserem inneren Frieden. Da Geist und Körper so untrennbar miteinander verbunden sind, liegt es auf der Hand, daß die Beherrschung dieser beiden Hauptkomponenten für die richtige Funktion des Ganzen wesentlich ist.

Es gibt einen ganz einfachen Test, um den Einfluß des Geistes auf den Körper nachzuweisen: Strecken Sie im Sitzen einen Arm mit der Handfläche nach unten im rechten Winkel vom Körper weg. Bitten Sie nun einen Freund, seine eine Hand auf die Schulter des herabhängenden, die andere auf das Handgelenk des ausgestreckten Arms zu legen. Denken Sie jetzt an das Schönste, das Sie sich vorstellen können, spannen Sie die Muskeln des gestreckten Arms, und fordern Sie Ihren Freund auf, diesen Arm nach unten zu drücken. Es wird schwierig, manchmal fast unmöglich sein. Nun strecken Sie erneut den Arm aus, denken an etwas äußerst Unangenehmes und bitten den Freund, das

Manöver zu wiederholen. Der Arm wird jetzt schon bei leichter Berührung nachgeben, weil Sie, wenn Sie unglücklich sind, die Muskeln auch beim besten Willen nicht fest anspannen können.

Überlegen Sie nun, was das für einen Behinderten bedeutet. Eine bereits geschwächte Gliedmaße wird durch geistiges Unbehagen noch schwächer. Ein Mensch mit angeborener Behinderung lebt oftmals unter starker geistig-seelischer Anspannung, vor allem, wenn ihn Menschen umgeben, die diese Behinderung nicht verstehen und nicht akzeptieren. Infolgedessen wird der ganze Körper nur weiter geschwächt. Ein Mensch, bei dem eine mit Behinderung einhergehende Krankheit diagnostiziert wird, erleidet zunächst einen schweren geistigen Schock, der nicht ohne weiteres behoben wird, selbst wenn der Betroffene ihn verdrängt. Auch in diesem Fall wird der Körper weiter geschwächt. Die passive Konzentration beim Meditieren festigt den Geist und verleiht geistige Energie, die sich dann dem gesamten Körper mitteilt.

Innerer Frieden durch Meditation

Wie können wir dieses Ziel erreichen? Zuerst müssen wir begreifen, daß Yoga Einssein erstrebt. Natürliches, tiefes Atmen, natürliche und lockere Bewegungen des Körpers, natürliche und gründliche Entspannung – sie alle sind Spuren eines einzigen Weges und führen zu dem tiefen Frieden der Meditation. Und es *ist* Frieden. Wer den Weg der Meditation einschlägt, für den gibt es kein Zurück, denn sie bringt eine neue Dimension in sein Dasein. Für viele Menschen bedeutet Meditation die Krönung ihres Lebens. In einem sehr realen Sinn sollte das ganze Leben Meditation sein; denn wir sollten die Fähigkeit kultivieren, jederzeit innere Einkehr zu halten und von der einfachsten Aufgabe bis zum kompliziertesten Problem alles im Leben ruhig und gelassen anzugehen. Wenn wir klagen, wir wüßten nicht, was wir tun und wohin wir uns wenden sollen, heißt das im Klartext: wir erzeugen selbst einen Zustand derartiger Verwirrung, daß wir nicht mehr klar denken können. Bei einem Schriftsteller las ich kürzlich, daß der Mensch, der sich auf Yoga einläßt, nur noch eine Wahl hat – den Weg des Yoga weiter zu gehen. Es gibt keine Alternative, weil die Stille des Yoga uns in jeder Situation leitet, das Rechte zu tun. Viele mögen dies für eine Anleitung zur Vollkommenheit halten, doch ist diese ja ein erstrebenswertes Ziel.

Ich fasse das Vorgehen zusammen: Erstens müssen wir wieder natürlich und tief atmen lernen, zweitens die Beziehung zu unserem Körper wiederherstellen und drittens ein harmonisches Verhältnis zwischen Anspannung und Entspannung schaffen. Eine praktische Anleitung dazu finden Sie im letzten Kapitel.

Der Begriff Meditation beschwört bei vielen Menschen Bilder von Gestalten herauf, die in lange Gewänder gehüllt stundenlang regungslos in äußerst unbequemer Haltung auf dem Boden sitzen. Diese Vorstellung ist jedenfalls falsch. Die meisten Menschen können sehr gut unter ganz normalen Bedingungen meditieren. Es kommt gar nicht darauf an, ob man im Lotossitz oder im Fersensitz auf dem Boden hockt oder ob man auf einem Stuhl sitzt. Entscheidend ist die aufrechte Haltung. Diese bereitet oft Probleme, mitunter sogar Schmerzen, aber da sie das natürliche physische Gleichgewicht verbessert, ist sie wichtig an sich. Viele Behinderte (und nicht wenige äußerlich nicht Behinderte) können anfangs kaum gerade sitzen. Die aufgerichtete Wirbelsäule muß aber stets das Ziel sein, und darauf muß hingearbeitet werden, auch wenn sich Fortschritte nur zögernd einstellen.

Sie dürfen niemals vergessen, wie nachteilig sich eine

schlechte Haltung auf den Rumpf auswirkt, und müssen
sich vor Augen halten, daß Geist und Körper gleichermaßen darunter leiden. Die Hände sollten übrigens im Schoß
gefaltet sein, weil nämlich die Berührung einen Stromkreis
der Energie schließt. Experimente, in denen Elektroden
an den Fingern befestigt wurden, haben bewiesen, daß
elektrische Energie mit einer Spannung von zirka zehn
Millivolt aus den Fingerspitzen strömt. Wenn man also
eine Zeitlang meditiert, ohne daß der Kreis geschlossen ist,
fühlt man sich anschließend oft unbehaglich und erschöpft.
Der Kopf sollte locker über den Schultern ruhen, und die
meisten Menschen können am besten mit geschlossenen
Augen meditieren. Es gibt auch Schulen, die das Meditieren mit offenen Augen propagieren, aber vor allem Neulin-
ge werden dadurch eher abgelenkt.

Zuerst müssen Sie erkennen, wie unglaublich wohltuend
wirklicher innerer Frieden und Ruhe sind. Viele Menschen
kennen das Gefühl des inneren Friedens aus dem Urlaub,
wenn man an einem ruhigen Sommertag an einem einsa-
men Strand liegt und nur das sanfte, rhythmische Plät-
schern des Wassers am Ufer hört. Im wesentlichen ist dies
eine Form der Meditation. Wir können aber unser Leben
nicht an friedlichen Stränden verbringen, und somit ist die
Meditation gewissermaßen eine Methode, eine derartige Situation bewußt zu schaffen, um zu geistigem und körperli-
chem Frieden zu finden.

Ich erwähnte bereits den berühmten Yogi SWAMI RAMA,
der an einem medizinischen Institut in den Vereinigten
Staaten bewies, daß er seine Herzfrequenz deutlich verlangsamen konnte, indem er sitzend einfach über einen
blauen Himmel mit fast unbewegten Federwölkchen meditierte. Er wirkte wohl recht mystisch und esoterisch, wie
er da mit verschlungenen Beinen im safrangelben Gewand
und mit geschlossenen Augen auf dem Boden saß. Doch
eigentlich tat er das gleiche wie wir, als wir entspannt am

Meeresufer lagen, bloß daß bei uns kein Doktor zur Hand war, um die Herzfrequenz zu messen! Der Unterschied liegt natürlich darin, daß der Yogi sagen kann: »Ich brauche nicht zu warten, bis Zeit, Wetter, Ort und geistige Verfassung stimmen. Ich will das gleiche Ziel jederzeit und überall erreichen.« Mit anderen Worten, er will sein Leben selbst bestimmen und es nicht den Launen äußerer und innerer Umstände überlassen.

In der oben beschriebenen idyllischen Feriensituation ist unsere Atmung, ob wir es bemerken oder nicht, ruhig und regelmäßig oder diesem Ideal doch sehr nahe. Wenn wir nun unser Schicksal in die eigenen Hände nehmen und es selbst lenken, dann wird uns bewußt, daß wir ruhig und gleichmäßig atmen. Nicht etwa, weil wir uns aktiv darum bemühen, sondern weil wir in Gedanken diese Form des Atmens erschaffen und der Körper den Gedanken folgt. Ist der Gedanke nur entschlossen genug (aber nicht verkrampft), dann wird das auch geschehen. Zweifeln Sie niemals an der Macht Ihres Denkens! Der erste Schritt besteht also darin, die Erinnerung an den Urlaubsfrieden zum ersten Ziel Ihres geistigen Strebens nach Frieden zu machen.

Versuchen Sie nicht, eine bestimmte bildliche Vorstellung zu erwecken, während Sie sich auf die ruhige, natürliche Atmung einstellen. Der Atem sollte mit einer Stimmung innerer Zufriedenheit assoziiert werden, aber nicht mit der Umgebung, die diese auslöst. Wir wissen, wie uns in jenen (seltenen) Augenblicken zumute ist, wenn alle Spannung von uns weicht und um uns her der Frieden einzuziehen scheint. Wir wissen ebenso, daß wir uns dann immer weniger unserer menschlichen Individualität bewußt sind und mit unserer warmen, freundlichen Umgebung verschmelzen. Dies alles können wir über den Atem erreichen, indem wir uns allein auf ihn konzentrieren. Der Atem wird dann unweigerlich langsam, und im Ausatmen zieht ein Gefühl körperlicher Entspannung in uns ein. Eine derartige konzentrative Einstellung auf den Atem läßt sich unschwer zwei bis drei Minuten durchhalten, mit zunehmender Übung auch viel länger. Das leise, langsame Geräusch des Atems ist tröstlicher Ersatz für das Rauschen des Meeres oder ähnliche Naturgeräusche, denen wir uns hingeben können.

In den Anfangsstadien der Meditation ist es durchaus möglich, einfach nur ein bestimmtes Bild aus der Erinnerung heraufzubeschwören, das zum entspannten Atmen paßt. Allerdings soll das Bild in sich geschlossen sein und den Geist nicht zum Abschweifen verleiten.

Es ist beispielsweise nutzlos, wenn Sie sich vorstellen, wie Sie friedlich am Strand liegen, und dann einen Menschen durch den Sand auf sich zukommen lassen, ihn erkennen und in Gedanken an einen anderen Ort oder zu anderen Ereignissen begleiten. Am Strand darf nichts zu sehen sein, was Ihren unruhigen Geist ablenken könnte. Wenn Sie dieses friedliche innere Bild festhalten können, wobei der Atem die natürliche Geräuschkulisse bildet, haben Sie schon den ersten wichtigen Schritt in die Meditation bewältigt.

Es ist schon sehr hilfreich, wenn Sie ein solches Bild auch nur zehn Minuten im Geist festhalten können. Treten Sie aus dem Bild heraus, wie Sie hineingegangen sind, indem Sie es allmählich verschwimmen lassen und während der letzten Minute nur noch dem friedlichen Geräusch Ihres Atems lauschen. Dann machen Sie langsam die Augen auf und strecken und dehnen sich. Nach diesem so einfachen Beginn fühlt sich der Geist schon ruhiger und zuversichtlicher und der Körper entspannt. Außerdem sind Sie jetzt begierig, diese Erfahrung zu vertiefen.

Es gibt viele gute Bücher über Meditation und viele Arten der Meditation. Glauben Sie keinem, der seine Methode als die einzig wahre anpreist! Sie müssen die Meditationsform, die für Sie am besten geeignet ist, nach Möglichkeit selbst finden. Unter Mantra-Meditation versteht man das Meditierende über gesprochene oder gedachte Worte oder Silben. Manche Meditierende benutzen heilige oder beruhigende Wörter oder Sätze, wieder andere behaupten, daß es nicht auf den Sinn ankommt, sondern auf den Rhythmus und das Empfinden.

Ich lernte einmal einen Mann kennen, der seit Jahren erfolgreich über den Satz »Mary hat ein Lämmchen« meditierte! Das Mantra wird ruhig und beständig gemurmelt oder im Geist wiederholt und verstärkt seinerseits die Konzentration. Es wird nicht intellektuell analysiert.

Ich erwähnte bereits, daß manche Yogis über ein Bild, beispielsweise von JESUS, meditieren. Dies ist eine äußerst wirksame Meditationsform, die überdies schon etwas weiterführt. Dazu wählt man eine vorbildhafte Gestalt. Ein modernes Beispiel wäre etwa MUTTER TERESA, deren tätiges Engagement für die Armen von Kalkutta in der ganzen Welt bekannt ist. Man muß ein Foto von ihr gesehen haben, um sie vor seinem wunderbaren geistigen Auge heraufbeschwören zu können. Stets wird sie ruhig, friedlich und gelassen in uns lebendig werden, und dies wirkt sich positiv auf den Meditierenden aus. In der Meditation können Sie sich auch die Eigenschaften vergegenwärtigen, die ein solches Vorbild von anderen Menschen unterscheidet: Liebe, Pflichtbewußtsein, Gelassenheit usw. Auch wenn wir wissen, daß wir in unserem eigenen Leben niemals auch nur annähernd die Leistungen unseres Vorbildes erbringen können, wird unsere Bewunderung und Anerkennung dieser Leistungen gut für uns sein und ein echtes Gefühl der Demut in uns wecken.

Ein Mantra, das ein lebhaftes Bild heraufbeschwört und das ich erfolgreich beim Meditieren anwende, ist der Satz: »Ich weinte, weil ich keine Schuhe hatte, bis ich jemanden traf, der keine Füße hatte.« Dieser Satz mahnt uns nicht nur, an fremdes Leiden zu denken, sondern bedeutet uns auch, daß das Leben dem Leiden zum Trotz weitergeht. Weit davon entfernt, den Funken des Lebens zu ersticken, entfacht das Leiden diesen oft zu einem hellen Feuer. Dann ist das Leiden im tieferen Sinne überwunden. Statt über eine Idealgestalt kann man auch, über Dinge aus der Natur meditieren. Eine beliebte Vorstellung ist die Rose: eine Rose im Geist erblikken, eine einzelne Blüte betrachten, sich in ihre Schönheit versenken, jedes einzelne Blütenblatt plastisch wahrnehmen, in der Harmonie der ganzen Blüte und ihrem Duft versinken.

Wenn die Meditation langsam, aber sicher ihren festen Platz in Ihrem Leben erobert, zieht auch der Frieden in Ihnen ein und Ihr Körper erhält die Chance, auf natürliche Weise und optimal zu funktionieren. Ich sagte bereits, daß zehn Minuten für den Anfang genügen. Die Übungsdauer wird nach und nach verlängert. Wer sich zur Meditation hingezogen fühlt, wird mit der Zeit lange Perioden der Versenkung erleben. Für die meisten sind dreißig Minuten im allgemeinen ausreichend.

Der klassische Yoga versteht eine Menge von praktischer Psychologie, empfiehlt er doch, täglich an der gleichen Stelle und zur gleichen Zeit zu meditieren. Das Gehirn liebt nämlich die Routine. Fast jeder kennt die Experimente des russischen Physiologen PAWLOW, der seine Versuchshunde darauf dressierte, ein Klingelsignal mit der Fütterung zu verbinden. In Erwartung des Futters produzierten die Tiere automatisch Speichel, wenn das Signal ertönte. Nach einer gewissen Zeit gab Pawlow das Signal, ohne zu füttern. Die Tiere reagierten dann allein auf das akustische Zeichen mit einer Speichelsekretion, obwohl sie kein Futter erhielten (bedingter Reflex). Beim Meditierenden, der sich täglich am gleichen Platz und zur gleichen Zeit seiner Übung hingibt, wird sich in dieser Erwartung der Geist beruhigen. Natürlich sind diese Bedingungen nicht unerläßlich, aber sie erleichtern das Meditieren. Wenn der Geist erkennen lernt: »Hier und jetzt mache ich meine Übungen. Es ist alles in Ordnung. Ich kann mich entspannen«, dann werden die Haltungen ruhig und gelassen geübt.

In den vergangenen Jahren haben sich in den westlichen Ländern viel mehr Frauen als Männer dem Körper-Yoga zugewandt. Dagegen zeigen Männer oft ein stärkeres Interesse an der Meditation. Ich habe aber bereits darauf hingewiesen, daß Yoga als ein Ganzes angesehen werden muß, in dem jeder einzelne Aspekt die übrigen ergänzt und alle Aspekte zusammenwirken mit dem Ziel, unsere geistigen Aktivitäten beherrschen zu lernen, inneren Frieden zu finden und unser Leben mit der Behinderung zu meistern.

ZEHNTES KAPITEL

Den eigenen Weg gehen

Viele Bücher sind auf dem Markt, die wertvolle Informationen und Anregungen geben. Ihre Lektüre ist interessant, oft sogar packend. Der Leser fühlt sich angesprochen und will sich ändern. Doch nachdem das Buch zu Ende gelesen ist, wird es ins Regal gestellt, und viel zu oft bleibt nur eine unbehagliche Erinnerung. Ich möchte nun nicht, daß Sie das Geld für dieses Buch umsonst ausgegeben haben. Außerdem täte es mir leid, wenn Sie die Veränderungen, die Yoga in Ihrem Leben bewirken kann, aus den Augen verlören. Wie gehen wir also am besten vor, damit Sie von diesem Buch profitieren?

Lassen Sie mich zuerst die grundlegenden Erkenntnisse zusammenfassen:

○ Unser Körper ist ein lebender Organismus mit hoher Selbstheilungstendenz.
○ Unser Geist und unsere Seele haben enorme Macht: Sie können uns fördern oder zerstören.
○ Körper, Geist und Seele wirken zusammen in allen Bereichen des Lebens; das Gehirn ist der Mittler.
○ Unabhängig von der Ursache der Behinderung oder

Krankheit ist das Leben des Betroffenen von der Interaktion zwischen Körper und Geist abhängig.

○ Pillen, Spritzen, Operationen, andere therapeutische
Maßnahmen und ärztliches Wissen haben durchaus ihren Sinn, aber sie sind nicht das Eigentliche des Hei-
lungsvorgangs, sondern nur Mittel zum Zweck. Besten-
falls stimulieren sie die Interaktion zwischen Körper,
Geist und Seele; schlimmstenfalls schaden sie oder sind
sogar tödlich. Das darf man nie vergessen.

○ Die zentrale Erkenntnis heißt: Unser Leben ist in unserem Geist.

○ Körper, Gehirn, Geist, Seele sind einander entsprechende Teile eines völlig ineinander vernetzten Systems, je-
nes Prinzips, nach dem das Universum geordnet ist. Es
ist unwichtig, ob wir die Begriffe »Sinn«, »Gott«,
»Schöpfer« gebrauchen: Sie alle sind Betrachtungswei-
sen eines Ganzen, von dem wir untrennbarer Teil sind.

○ Als solcher Teil des Ganzen sind wir auch mit der un-
zerstörbaren Energie verbunden, die dem Ganzen inne-
wohnt. Also haben auch wir Energie, sind auch wir
stark, ob wir uns dessen bewußt sind oder nicht.

○ Die Mittel (Energie) für einen guten Zweck (ein glückli-
ches, harmonisches Leben) einzusetzen, ist die richtige
Motivation.

○ Mit der richtigen Motivation und der ständigen Erneue-
rung unserer Erkenntnis können wir unser Ziel erreichen.

Das sind meine *zehn Lebensregeln*. Unterschätzen Sie nie,
wie stark die geistig-seelischen Konditionierungen sind, die
uns beeinflussen und automatische Reaktionen auslösen.
Sie wurden uns von Geburt an eingebleut und haben eine
Unmenge reflexbedingter Denk- und Verhaltensmuster erzeugt, die uns nur zu oft gefesselt halten. Doch wir sind
nicht in Fesseln. Es gibt jede Menge Beispiele von Men-

schen, die Außerordentliches erreicht haben, weil sie den richtigen Weg für sich erkannten und ihn unbeirrbar gingen. Sie tun gut daran, die Biografien solcher Menschen zu studieren – sie müssen nicht berühmt sein, sie müssen nichts mit Religion oder tätiger Nächstenliebe zu tun haben –, denn das wird Sie in Ihren guten Vorsätzen bestärken. Im Grunde besteht kein Unterschied zwischen Heiligen und Sündern, zwischen den Stärksten und den Schwächsten. Das eigentliche »Selbst« ist in jedem Fall gleich, nur der Augenschein ist verschieden. Wenn wir es nur zulassen, können wir dem eigentlichen Selbst näherkommen, indem wir uns der Stille öffnen und friedvolle Stille in unser Leben einziehen lassen.

Die nachteiligen Folgen der Konditionierung (ein großer Teil dieser Ausbildungen bedingter Reflexe ist positiv zu werten) können wir überwinden, indem wir Selbstdisziplin üben. Leider hat dieses Wort einen moralisierenden Beigeschmack und beschwört Bilder von Härte und Verzicht herauf, von Kasteiung, die wir uns »um unseres Seelenheils willen« auferlegen sollen. Wenn wir Yoga richtig verstehen und Yoga zu leben versuchen, wird bald offenbar, wie anders der Yoga Disziplin auffaßt. Es mag uns zwar merkwürdig anmuten, aber weil wir so leben, wie wir leben, ist Yoga ein *natürlicher* Weg. Yoga ist nicht Leben, wie wir es gemacht haben, sondern wie es sein soll.

Haltung

Wir wollen diese Aussage am einfachen Beispiel der Haltung untersuchen. Unter den Lebewesen, die unsere Erde bevölkern, hat nur der Mensch sich im Lauf der Evolution den aufrechten Gang als natürliche Art der Fortbewegung angeeignet. Seine Anatomie hat sich dem aufrechten Gang angepaßt. Die Krümmungen der Wirbelsäule, die Lagebeziehungen und das Zusammenspiel der Rumpfmuskulatur und die Funktion des Brustkorbs sind sämtlich aus dem aufrechten Gang entstanden. Beim Kleinkind ist diese Anatomie noch natürlich ausgebildet, und es macht auch natürlichen Gebrauch davon. Doch sobald die Außenwelt dem Kind physisch und psychisch ihren Stempel aufdrückt, ändert sich seine Haltung. Viele Jugendliche haben heutzutage hängende Schultern, einen Rundrücken oder eine andere Deformierung des Brustkorbs. Diese Veränderungen wurden einem Körperbau aufgezwungen, der dafür nicht geschaffen ist. Eine der Folgen ist zum Beispiel, daß ungefähr ein Drittel der Erwachsenen in westlichen Ländern an Rückenbeschwerden leidet. Zwei repräsentative Studien in den Vereinigten Staaten ergaben, daß etwa achtzig Prozent aller Rückenschmerzen durch Haltungsschäden bedingt sind.

Ich erwähnte schon, daß dabei körperliche und seelische Faktoren im Spiel sind. Kürzlich wurde mir eine junge Journalistin von ihrem Hausarzt überwiesen. Sie hatte beobachtet, daß ihre Nacken- und Kreuzschmerzen von ihrer schlechten Haltung herrührten, und wollte sich beraten lassen, was sie dagegen tun könnte. Sie führte ihre Beschwerden darauf zurück, daß sie dauernd hinter der Schreibmaschine saß und sich dann auch beim Umhergehen schlecht hielt. Im Gespräch mit ihr fand ich aber auch heraus, daß ihr Vater Alkoholiker war und daß sie ständig finanzielle Sorgen hatte. Wäre der Haltungsfehler nur unter physischen Gesichtspunkten behandelt worden, dann hätte der Zustand seelischer Belastung alle Bemühungen, die Haltung zu korrigieren, zunichte gemacht. Kummer und Sorgen wirken sich unmittelbar nachteilig auf das neuromuskuläre System aus.

Die Disziplin des Yoga beeinflußt die physischen und psychischen Faktoren gleichzeitig. Die körperlichen Übungen korrigieren falsche Körperhaltungen; der ruhige, natürliche Atem, der den Geist beruhigt, besänftigt auch die Seele und befreit dadurch den Körper von der Last, die ihm durch sorgenvolle Gedanken aufgebürdet ist. Das meine ich, wenn ich behaupte, daß der Yoga uns zum natürlichen Zustand zurückführen soll. Yoga ist aber keine Sache, die man eben auch mal schnell ausprobiert, wenn es einem schlecht geht. Üben Sie Yoga ruhig, sanft und regelmäßig, dann wird er Ihnen ein natürliches Bedürfnis. Der stärkste Anreiz zum Üben ist, daß es Ihnen danach besser geht.

Was gehört nun zur Disziplin des Yoga? Ich kann Ihnen nur die Grundlagen vermitteln. Jeder Mensch hat ein anderes Leistungsvermögen, und die Bedürfnisse können ebenfalls sehr verschieden sein. Sie dürfen sich aber keinesfalls unterfordern. Machen Sie sich klar, daß Sie viel mehr können, als Sie glauben. In dieser Gewißheit können Sie Ihre Fähigkeiten nutzen. Seien Sie nicht krampfhaft entschlossen – das führt zu Verspannungen und ist schädlich –, sondern fest in Ihrem Glauben an die eigenen Kräfte. Ich empfehle Ihnen, sich die zehn Regeln, die am Anfang dieses Kapitels stehen, zu eigen zu machen. Es sind Wahrheiten, die sich auf Vernunft gründen, die wir aber unter dem Druck unserer streßgeplagten Gesellschaft oft nur zu leicht vergessen. Dann wird aus dem »Ich kann ...« ein »Das kann ich nicht«.

Umgang mit Frustrationen

Unerläßlich ist auch, daß wir die Verstimmungen, Frustrationen, Ängste und den Ärger im Alltag hinnehmen und abreagieren. Falls Sie jetzt am liebsten sagen würden, dazu seien Sie außerstande, dann werfen Sie dieses Buch gleich in die Ecke. Damit erklären Sie nämlich, daß Sie in einem negativen Geist und einem negativen Körper gefangen sind und sich nicht daraus befreien können. In diesem Fall geben Sie's auf; verschwenden Sie nicht Ihre, meine und anderer Leute Zeit. Doch ist eine solche Haltung sehr unklug, denn damit stürzen Sie sich in einen Sumpf der Teilnahmslosigkeit, Sie atmen schlecht, und Ihr Energiepegel ist ganz niedrig.

Solange Sie aber atmen, solange können Sie auch etwas ändern. Nur Sie können es. Niemand kann für Sie atmen. Niemand kann für Sie denken. Jeder Tag soll damit beginnen, daß Sie das Leben und die Lebenskraft bejahen. Irgendwo las ich einmal, die richtige Art, den Tag zu begrüßen, sei es, sich zu erheben und »Guten Morgen, lieber Gott!« zu rufen. Falls Sie das albern finden, wollen Sie vielleicht lieber stöhnen: »Mein Gott! Schon wieder Morgen!«? Viele Menschen scheinen sich sogar etwas darauf einzubilden, daß sie Morgenmuffel sind. Da heißt es selbstzufrieden: »Ich brauche immer erst ein paar Stunden Anlaufzeit.« Natürlich reagiert der Stoffwechsel bei jedem Menschen anders, aber es ist von unschätzbarem Wert, wenn Sie den Tag mit einer positiven Einstellung beginnen.

Eines der größten Probleme, das viele Behinderte bedrückt, ist es, keine Aufgabe zu haben. Ein Mensch, der nicht mehr berufstätig sein kann (oder es nie sein konnte) und dessen Leben dahintreibt, hat keine große Lust, morgens aufzustehen und sich schön zu machen. Sobald er sich aber ernsthaft entschließt, sein Leben zu ändern, geht es ihm bald besser.

Ein zentraler Anspruch des Yoga ist, daß wir jeden *negativen,* pessimistischen Gedanken in einen optimistischen, *positiven* verwandeln müssen. Dieses Vorhaben ist gewaltig und beinahe erdrückend, denn den meisten Menschen ziehen tagtäglich Tausende negativer Gedanken durch den Kopf. Und doch ist es gar nicht so schwer oder gar unmöglich, wie es scheint.

Reflexe

Von Reflexen war in diesem Buch verschiedentlich die Rede. An und für sich sind sie weder gut noch schlecht. Wir verfügen über eine Reihe nützlicher Reflexe auf psychosomatischer Ebene. Es sind die feinen Gehirnsignale, die natürliche körperliche Reaktionen einleiten. Durch die Konditionierung des Lebens werden viele dieser Reflexe gestört, und an ihre Stelle treten unbrauchbare oder sogar schädliche Reflexe. Deswegen müssen wir uns bemühen umzulernen und wieder möglichst viele nützliche Reflexe anzubahnen. Gedächtnisreflexe können dabei eine enorme Hilfe sein, Erinnerungen also, die auf einen bestimmten Reiz hin automatisch auftauchen. Ein gutes Beispiel dafür ist die Atmung. Normalerweise denken wir kaum an unsere Atmung, sondern nehmen sie nur gelegentlich wahr, wenn sie gestört ist. Sobald wir uns wieder die natürliche Atmung zu eigen machen, bemerken wir, daß unser Gehirn sich intensiver damit beschäftigt und bald viel schneller erkennt, wenn die Atmung aus dem Takt gerät, so daß wir sie gleich – mit den entsprechenden, positiven Auswirkungen – regulieren können.

Mit dem gleichen Vorgang haben wir es zu tun, wenn wir beschließen, negative Gedanken auszuschalten. Wir werden dann unmittelbarer gewahr, daß unsere Gedanken negativ *sind* und dies gegen unsere selbstauferlegten Regeln verstößt. Dann fechten wir oft einen inneren Kampf aus, beschweren uns noch eine Zeitlang bei uns selbst, wir könnten uns nicht ändern, aber der erste Reiz ist schon gesetzt. Und Sie wissen ja, wenn der Reflex, positiv zu denken, durch den Reflex, natürlich zu atmen, ergänzt wird, dann können Sie die Veränderung tatsächlich bewirken. Die täglichen positiven Gedanken haben somit in unserem Leben eine ganz konkrete Funktion.

Wir mögen noch so viele Ausreden vorbringen, um uns

vor allen möglichen täglichen Pflichten zu drücken, aber keine gilt, wenn es darum geht, bewußt besser zu atmen. Es ist kein mühseliges Unterfangen, besser atmen zu lernen, sondern ein echtes Vergnügen. Ich möchte diesen Punkt nochmals hervorheben: Atmen ist die eigentliche Grundlage des Lebens. Atmen soll Lust, nicht Last sein. Sie dürfen sich niemals verbissen bemühen, das natürliche, vertiefte Atmen wieder zu erlernen. Lassen Sie es einfach geschehen, und fühlen Sie seine wohltuende Wirkung im Tun.

Ich habe mich bemüht zu zeigen, wie wir ganz einfach und ohne besondere Vorbereitungen wieder richtig atmen lernen können. Einzig wesentlich ist dabei, daß Sie sich bewußt darauf konzentrieren. Atmen Sie, wenn Sie mogens aufwachen, erst ein paar Minuten tief aus und ein. Dadurch vertreiben Sie die geistige und körperliche Erschlaffung, die oftmals den Schlaf begleitet. Nach dem Aufstehen machen Sie wieder ein paar tiefe Atemzüge. Und wenn es tagsüber mal ruhig ist, denken Sie daran, daß Üben reiche Früchte trägt. Lesen Sie dann in diesem Buch, das Sie in Reichweite haben sollten, die entsprechenden Seiten nach, und vergewissern Sie sich, daß Sie die Grundlagen richtig verstanden haben.

Die *Asanas* oder Yogahaltungen verbinden den Vorteil der verbesserten Interaktion zwischen Geist, Atem und Körper mit dem physiologischen (und geistig-seelischen) Nutzen des richtig gebrauchten Körpers. Im Gegensatz zum Atmen müssen die *Asanas* vorbereitet werden, und für eine Sitzung sollten mindestens fünfzehn Minuten, besser noch mehr Zeit, angesetzt werden. Mit je einer Sitzung morgens und abends erzielen Sie wirklich gute Ergebnisse. Sie werden feststellen, daß Sie relativ einfache Übungen, die ich beschrieben habe, auch in Ihren Tagesablauf einbinden können. Zum Beispiel können Sie die Dehnungsübungen jederzeit machen. Wichtig ist allerdings, daß sie nicht zur bloßen Gewohnheit werden, sondern ebenfalls sorgfältig und konzentriert durchzuführen sind, auch wenn es nur mal zwischendurch auf dem Stuhl oder im Rollstuhl geschieht. Entspannung wird meist im Rahmen der Yoga-Haltungen geübt. Sie können sie aber ebenso gut für sich allein üben.

Beim Visualisieren und beim Meditieren dürfen Sie auf keinen Fall übertreiben. Grundsätzlich empfehle ich, immer nur das eine oder das andere für eine kurze Zeit zu praktizieren und nicht beides auf einmal. Man kann auch beim Yoga des Guten zuviel tun. Visualisierung hat ein bestimmtes Ziel. Meditation aber intensiviert unser Leben. Führen Sie möglichst ein Tagebuch über Ihre Fortschritte. Das motiviert Sie, bei der Sache zu bleiben, gibt Ihnen die Möglichkeit, sich manches vom Herzen zu schreiben und von Zeit zu Zeit zu überprüfen, was sich verändert hat; denn unser Gedächtnis ist oft nicht sehr zuverlässig.

Vor allem anderen brauchen wir einen Sinn für das richtige Maß. Die Bedeutung unseres individuellen Lebens wird keineswegs dadurch geschmälert, daß wir erkennen, wie klein und unbedeutend es ist. Es ist ein Teil vom Ganzen, und das Ganze ist nichts ohne die einzelnen Teile. Stellen Sie sich die Menschheit als riesiges Puzzle vor, in dem jeder Mensch ein Teilchen darstellt. Wenn Sie dieses Puzzle zusammensetzen und Ihnen zum Schluß auch nur ein einziges Teilchen fehlt, können Sie niemals sagen, Sie hätten das Puzzle ganz geschafft. Dabei wäre belanglos, ob das größte oder das kleinste Teilchen fehlt. Alles im Leben ist ineinander verwoben. Es zeigt nur unsere Unfähigkeit, das Lebensmuster zu erkennen, wenn wir lauter Ungerechtigkeiten, Unfälle und Tragödien darin sehen. Ob König oder Bettler, ein jeder hat seine Funktion im Gesamtwerk. Auch ein Theaterstück hält eine Reihe verschiedener Rollen für die Schauspieler bereit. Zwar mögen die großen Rollen am begehrenswertesten scheinen, aber manch große

Rolle ist nichts, wenn nicht im entscheidenden Augenblick die Nebenrolle auftritt und verkündet: »Es ist angerichtet.« So ist auch das Leben eine Bühne, wie schon Shakespeare wußte. Ein schlechter Schauspieler geht zuwenig in seiner Rolle auf und überzeugt nicht. Ein Schauspieler aus Hingabe identifiziert sich zu sehr mit seiner Rolle, so daß auch er nicht überzeugt. Der wirklich große Darsteller spielt seine Rolle brillant und überzeugend, indem er immer eine geringe Distanz zwischen Darstellung und Realität einhält. In der Beherrschung dieses Mittels liegt seine Kunst.

So sollten Sie also Ihr persönliches Leben sehen. Selbstverständlich sollen Sie Ihr Leben wichtig nehmen und viel daraus machen. Sie müssen sich aber auch jederzeit bewußt sein, daß die Wirklichkeit vielleicht viel größer und großartiger ist, als Sie sie sich vorstellen können, und daß Sie ein Teil dieser Wirklichkeit sind.

Viele Menschen haben in den vergangenen Jahren eingesehen, daß Behinderte nicht benachteiligt werden dürfen. Die Einrichtungen für Behinderte werden verbessert, obgleich immer noch viel zu tun bleibt. Diese materiellen Überlegungen müssen aber mit einer Änderung der geistigen Einstellung Hand in Hand gehen. An erster Stelle steht die Erkenntnis, daß ein Behinderter von bestimmten körperlichen Einschränkungen betroffen ist, die störend oder sogar quälend sind – das ist alles. In mancher Beziehung ist Behinderung nicht exotischer als eine Glatze! Das Engagement für die berechtigten Interessen Behinderter muß sich daher mit der Erkenntnis verbinden, daß Behinderung nur eine Vokabel ist. Es gibt nicht »die Behinderten« und »die Nichtbehinderten« – alle sind Menschen. Deswegen beende ich dieses Buch mit den wunderbaren, wahren Worten des BUDDHA, die Sie schon kennen:

Sei mit deinem Herzen bei einer Sache,
und du kannst alles erreichen.

ANHANG

Im Rollstuhl

Es ist schon schlimm genug, an einer körperlichen Behinderung zu leiden. Noch beklemmender ist es, durch gutgemeinte Hilfe gehandikapt zu werden. Leider aber geschieht dies viel zu oft, und viele Betroffene leiden in der Folge nicht nur physisch, sondern auch psychisch.

Wir wollen hier die besonderen Probleme derer behandeln, die mehr oder minder weitgehend auf den Rollstuhl angewiesen sind. Dieser bedrückende Tatbestand ist an und für sich schon nicht geeignet, die Stimmung des Betroffenen zu heben. Falls der Rollstuhl wirklich unvermeidlich ist (viele Menschen landen vorzeitig darin, ohne daß ordentlich untersucht worden wäre, in welchem Umfang sie ihre Beweglichkeit erhalten könnten), muß dieser so konstruiert sein und so benutzt werden können, daß er den Betroffenen optimal beweglich macht, statt ihn zu behindern.

Ich hatte mich schon längere Zeit mit den Schwierigkeiten auseinandergesetzt, die Rollstühle den Benutzern bereiten, als ich bei einem Besuch in Belfast gebeten wurde, mir eine sechsundvierzigjährige ehemalige Krankenschwester anzusehen, die schon längere Zeit gänzlich an den Rollstuhl gefesselt war. Als ich hinkam, hing sie schlaff in ihrem Stuhl und machte einen müden, niedergeschlagenen Eindruck.

Beim Kampf gegen die Behinderung ist die Fähigkeit, tief und rhythmisch zu atmen, unabdingbar. Diese Frau aber atmete ganz flach, kaum daß sich das Zwerchfell bewegte. Als ich versuchte, sie aufzurichten, damit die Rippen sich etwas bewegen könnten, stellte ich entsetzt fest, daß ihr Rücken steif verkrümmt war; die Schultern hingen nach vorne, und der Brustkorb war gequetscht. Dieser Zustand war nicht krankheitsbedingt, sondern eindeutig eine Folge der ständigen Fehlhaltung. Die Quittung dafür war, daß sie außer der eigentlichen Krankheit noch eine ganze Reihe anderer Probleme bekämpfen mußte. Diese sind in Abbildung 26 dargestellt. Die Haltung der Frau hatte sich verschlechtert, aber noch nicht irreversibel, und nach zwanzig Minuten gelang es ihr, unter Anleitung allmählich die Schultern zurückzunehmen und den Brustkorb etwas zu heben, so daß die Rippen wieder beweglich wurden und das Zwerchfell sich dehnen konnte. Selbst nach dieser kurzen Zeit fühlte sie sich körperlich und seelisch schon etwas besser.

Die Probleme, die Rollstühle mit sich bringen, müssen erkannt und überwunden werden. Es werden dringend Rollstühle mit besser konstruierten Rückenlehnen benötigt (einige der teureren Modelle bieten diesen notwendigen Komfort, während die billigeren Fabrikate oft nur eine Lehne aus Plastik oder ähnlichem Material aufweisen, die dem Rücken keineswegs richtigen Halt gibt).

Während wir auf bessere Rollstühle warten – aber auch, wenn es sie eines Tages gibt –, kann manches getan werden, das nicht nur das Leben des Betroffenen angenehmer macht, sondern auch seinen körperlichen Zustand bessert und somit seine Widerstandskräfte gegen die Krankheit steigert.

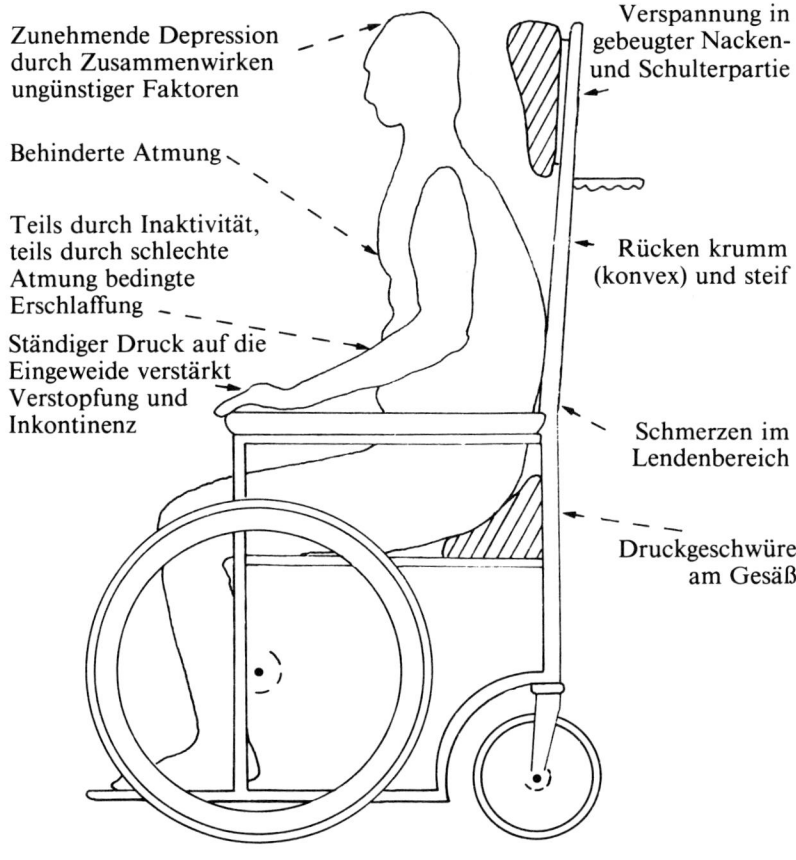

Zunehmende Depression
durch Zusammenwirken
ungünstiger Faktoren

Behinderte Atmung

Teils durch Inaktivität,
teils durch schlechte
Atmung bedingte
Erschlaffung

Ständiger Druck auf die
Eingeweide verstärkt
Verstopfung und
Inkontinenz

Verspannung in
gebeugter Nacken-
und Schulterpartie

Rücken krumm
(konvex) und steif

Schmerzen im
Lendenbereich

Druckgeschwüre
am Gesäß

Abb. 26: Falsche Haltung im Rollstuhl

Vergleichen Sie nun die Abbildung 27 mit der vorherge-
henden Abbildung. Die korrekte Haltung muß nicht den
ganzen Tag über eingenommen werden, obwohl sie mit der
Zeit zunehmend als bequem empfunden wird. Sie soll zunächst für kurze Zeit eingeübt werden, am besten unter
praktischer Anleitung durch einen Betreuer. Als erstes ist
darauf zu achten, daß der Rollstuhlfahrer gerade angelehnt
sitzt und sein Gesäß die Rückenlehne berührt. Viele Betreuer lassen zu, daß der Behinderte zusammengesunken
mit schlimm verkrümmter Wirbelsäule im Stuhl hängt.
Das mag ja noch angehen bei jemandem, der sich für kurze Zeit faul in einen Sessel lümmelt und sich, sobald es
ihm unbequem wird, wieder ohne Not aufrichten kann. Einem Behinderten ist dies aber oft nicht möglich. Es empfiehlt sich, ein kleines, einigermaßen festes, etwa zwölf
Zentimeter dickes Polster anfertigen zu lassen und in Höhe
der Lendengegend mit Klebeband an der Rückenlehne zu
befestigen. Für das Polster sollte Schaumstoff hoher Dichte
oder sonstiges festes Material verwendet werden. Die Wirbelsäule wird dadurch in ihrer natürlichen Krümmung unterstützt, und infolgedessen wird der gesamte Brustkorb
aufgerichtet.

Die vielen Vorzüge einer solchen Haltung gehen deutlich
aus der Abbildung hervor. An erster Stelle steht die verbesserte Atmung, die nun dazu dienen kann, effektive Körper-
energie zu erzeugen. In der zusammengesunkenen Haltung
spielt sich die Atmung größtenteils in den Lungenspitzen
ab, so daß der Rest des Organs nicht beatmet wird und
körperliche und geistige Energie verschwendet wird. In dieser Haltung kann ein Betreuer die Bewegungen des unteren
Brustkorbs unterstützen, damit das Zwerchfell sich beim
Einatmen stärker zum Bauchraum hin kontrahiert und
sich beim Ausatmen besser entspannt. Beim Ausatmen an-
gewandter sanfter, aber gleichbleibender Druck auf die
unteren Rippen fördert die Entspannung im Bereich des

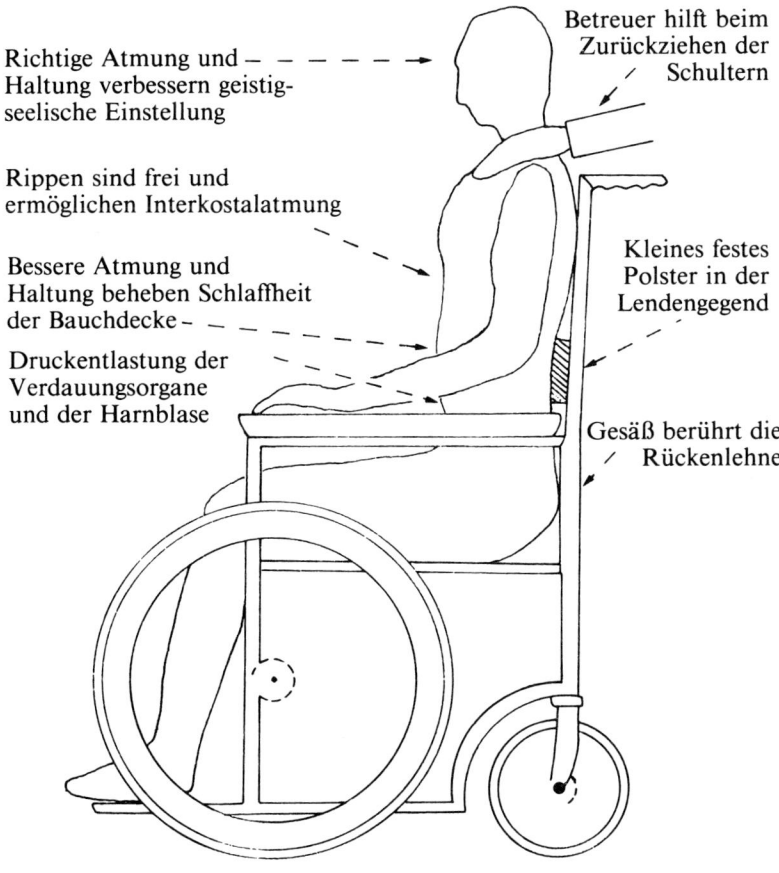

Richtige Atmung und – – – – – – →
Haltung verbessern geistig-
seelische Einstellung

Rippen sind frei und
ermöglichen Interkostalatmung

Bessere Atmung und
Haltung beheben Schlaffheit
der Bauchdecke – –

Druckentlastung der
Verdauungsorgane
und der Harnblase

Betreuer hilft beim
Zurückziehen der
Schultern

Kleines festes
Polster in der
Lendengegend

Gesäß berührt die
Rückenlehne

Abb. 27: Richtige Haltung im Rollstuhl

Sonnengeflechts (und folglich auch die geistig-seelische
Entspannung) und treibt gleichzeitig verbrauchte Atemluft
aus der Lunge aus. Der Betreuer kann auch die Haltung
der Schultern korrigieren, indem er von hinten die Schultern beim Einatmen sanft zurückschiebt und beim Ausatmen locker nach vorne gehen läßt. Dies wiederum verbessert die Funktion der Schultermuskulatur. Dazu tragen
auch leichte Bewegungen von Kopf und Hals bei, die aber
stets beim Ausatmen erfolgen sollten, um die richtige Entspannung der Muskeln zu gewährleisten.

Und so wird's gemacht: Halten Sie die Schultern ruhig,
atmen Sie ein und drehen Sie dann, während Sie ausatmen, den Kopf langsam nach rechts. Beenden Sie die Bewegung mit der Ausatmung. Atmen Sie nun ein, ohne den
Kopf zu bewegen, und drehen Sie ihn erst beim Ausatmen
weiter nach rechts. Sie können noch einen Atemzug dran-
hängen, falls dabei eine weitere Drehbewegung des Kopfes
ohne Druck möglich ist. Dann führen Sie den Kopf, während Sie einatmen, langsam zur Mitte zurück und drehen
ihn, wieder ausatmend, nach links. Nun machen Sie die
Übung in gleicher Weise weiter, indem Sie den Kopf jeweils nur beim Ausatmen drehen. Dann führen Sie den
Kopf, während Sie einatmen, in die Grundstellung zurück
und lassen beim Ausatmen das Kinn auf die Brust fallen.
Immer, wenn Sie ausatmen, lassen Sie den Kopf weiter
nach vorne sinken, so daß die Nackenmuskeln gedehnt
werden. Nach einigen Atemzügen heben Sie den Kopf
beim Einatmen und lassen ihn nach hinten sinken. Beißen
Sie die Zähne aufeinander und lassen Sie den Kopf mit
jeder Ausatmung stärker in den Nacken fallen. Zum
Schluß heben Sie wieder den Kopf. Diese Übung, die bei
jeder Bewegung des Kopfes die Entspannung im Ausatmen
anwendet, eignet sich hervorragend, um Verspannungen
bei Rollstuhlbenutzern zu lösen. Atmung und Beweglichkeit werden gefördert, wenn man die Hände beim Einat-

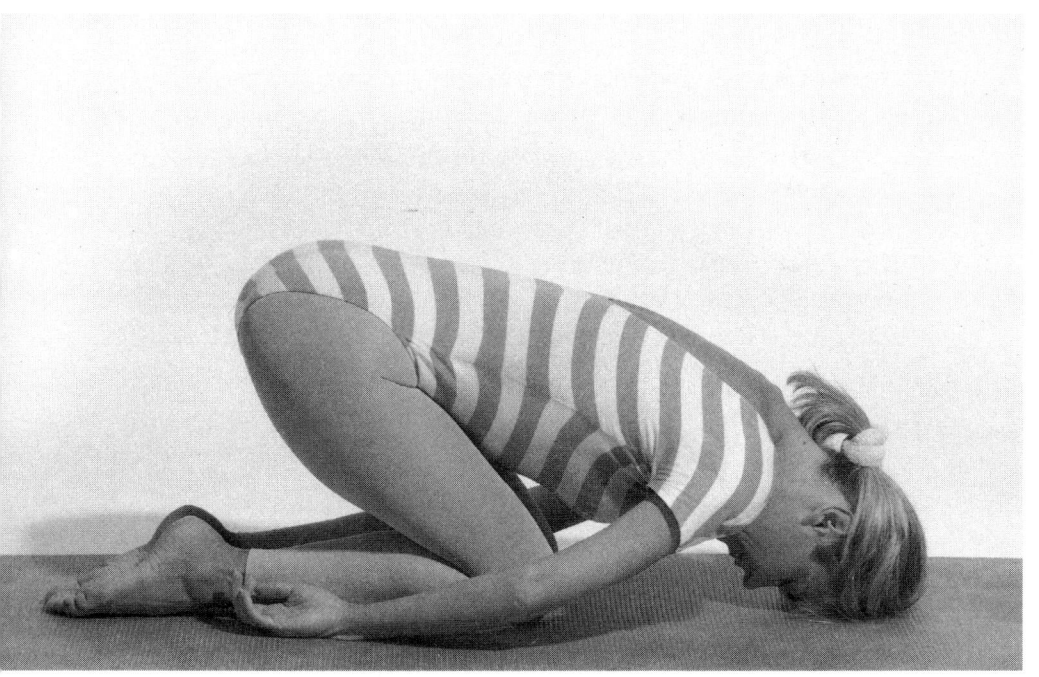

Abb. 28: Fetalhaltung

men langsam über den Kopf erhebt und sie beim Ausatmen senkt. Wiederholen Sie das ruhig einige Male. Nach dem gleichen Atemschema können auch je nach Beweglichkeit Übungen mit den Beinen gemacht werden. Sind die Beine kaum oder nicht beweglich, dann wird die Beinbewegung beim Einatmen visualisiert. Dies kann in manchen Fällen tatsächlich eine gewisse Bewegung bewirken.

Rollstuhlbenutzer sollen nach Möglichkeit oft in Rükkenlage auf den Boden gelegt werden. Das weitet den Brustkorb und erleichtert es, die energietankende Atmung aktiv zu unterstützen. Aus dieser Lage können auch Bewegungen der Arme und Beine entwickelt werden. Bei Spastizität und bei vielen anderen Problemen kann die Fetalhaltung (wie ein Baby im Mutterleib, siehe Abbildung 28) sehr entlastend wirken.

Bedenken Sie, daß ungeachtet der Schwere einer Behinderung der Körper meist beweglicher ist, als man sich vorstellt. Es ist soviel möglich, wenn erst die Atmung gemeistert wird und der Geist still und konzentriert (nicht verkrampft) ist! Der Atem kann auch Bewegungen wie Aufstehen und Hinsetzen sehr erleichtern. Wer einen Rollstuhl benutzt, soll stets mit einer tiefen Einatmung aufstehen, auch wenn die Beine nicht beweglich sind, und sich setzen, indem er ausatmet. Der Betreuer kann dabei Hilfestellung geben, indem er unter den Achseln hindurch die Handgelenke des Kranken umfaßt. Wenn der Betreuer fest zieht, während der Kranke einatmet, kann dieser sich relativ leicht erheben. Sind die Beine kräftig genug, um zu stehen, sollte am besten ein zweiter Helfer den Rollstuhl wegschieben.

Menschen sind erstaunliche Geschöpfe. Sie haben die Fähigkeit, enorme innere Entwicklungen in Gang zu bringen, wenn sie es nur richtig anstellen. Sorgen wir dafür, daß Rollstühle benutzt werden, um den Leidenden zu helfen, nicht aber, um sie weiter zu behindern.

Bilder aus der praktischen Übungsarbeit

Die verschiedenen Übungen, die ich Ihnen in diesem Buch zur Ausführung und Anwendung empfohlen und in den jeweiligen Anleitungen genau beschrieben habe, sind auf den zugeordneten 25 Photos so deutlich dargestellt, daß Sie es sicherlich nicht schwierig finden werden, sie nachzuvollziehen. Die einzelnen Yogahaltungen und Bewegungsübungen werden von einer jüngeren, dennoch bereits erfahrenen Yogalehrerin aus Österreich in aller wünschenswerten Klarheit vorgeführt.

Um Ihnen auch zu demonstrieren, wie alle diese Übungen ohne besondere Schwierigkeiten ebensogut von älteren Menschen mit erkennbar geringerer körperlicher Bewegungsfähigkeit praktiziert werden können, zeige ich Ihnen nachstehend noch einmal 25 Photos der gleichen Übungen, wie sie in unserer Institutsarbeit in Ickwell Bury von Gästen und Patienten realisiert werden.

Beide Abbildungsserien zusammen ergeben eine – wie ich hoffe – optimale Arbeitsanleitung für Ihre Einübung und Ihr Training. Vergleichen Sie dabei bitte jeweils die beiden Varianten.

Die nachfolgende Numerierung beginnt – analog zum Hauptteil des Buches – mit Abbildung 2.

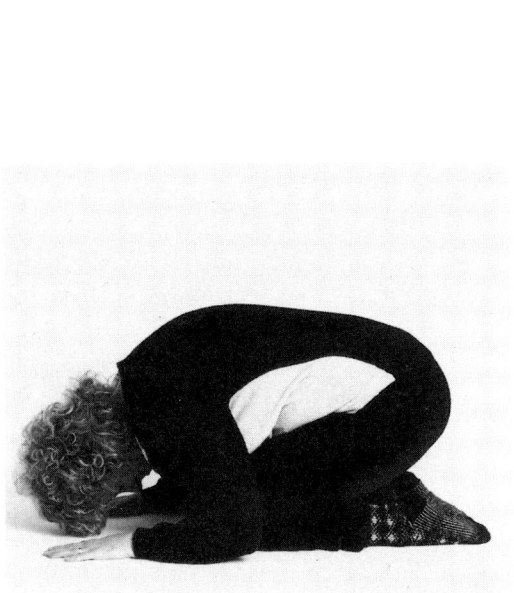

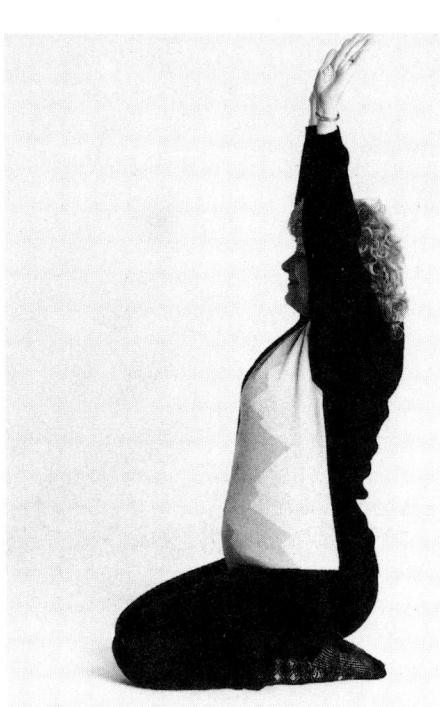

Abb. 2: Lockerung des Zwerchfells im Fersen-sitz, Phase 1

Abb. 3: Lockerung des Zwerchfells im Ferser-sitz, Phase 2

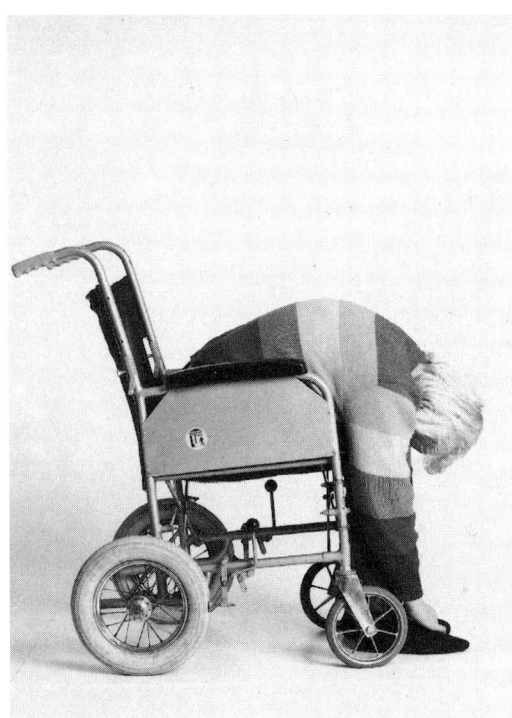

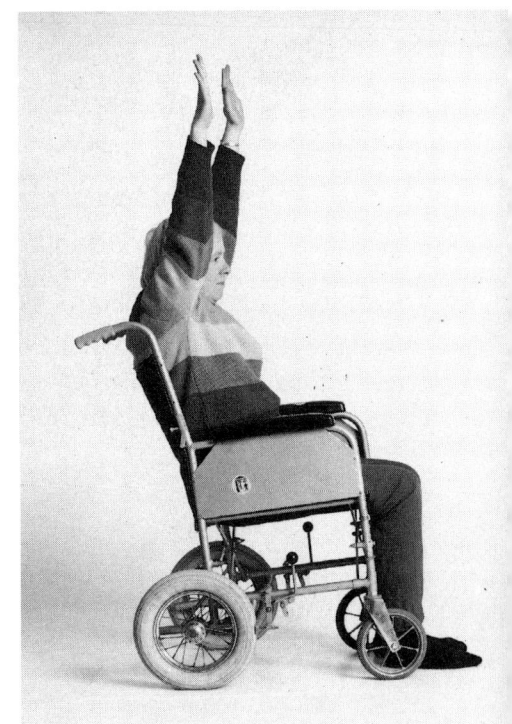

Abb. 4: Lockerung des Zwerchfells in sitzender Haltung, Phase 1

Abb. 5: Lockerung des Zwerchfells in sitzena Haltung, Phase 2

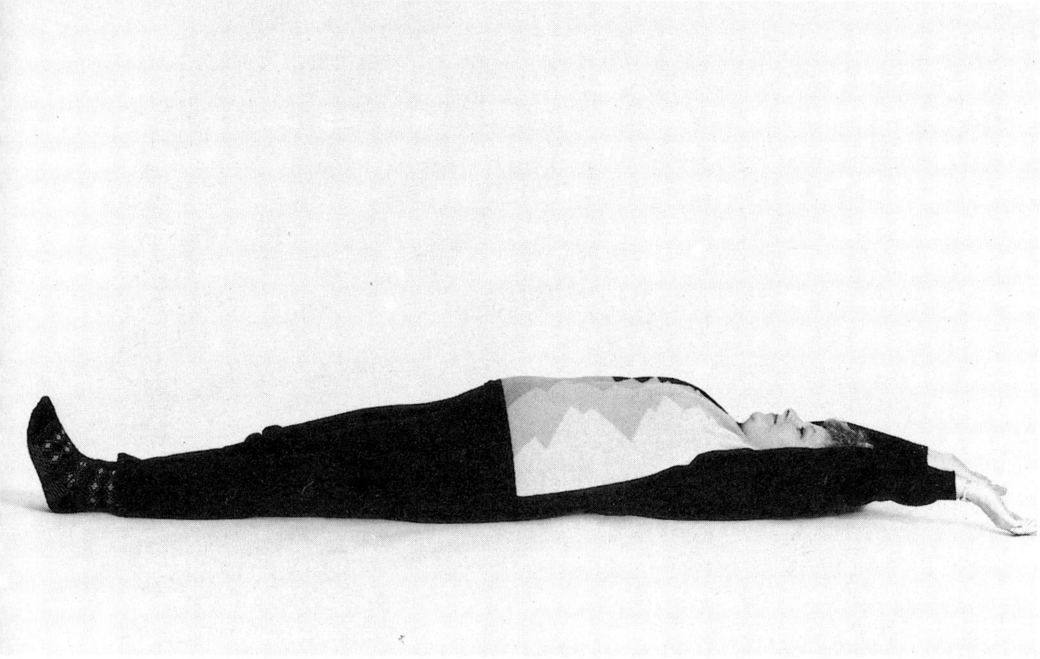

Abb. 6: Atem- und Dehnungsübung im Liegen

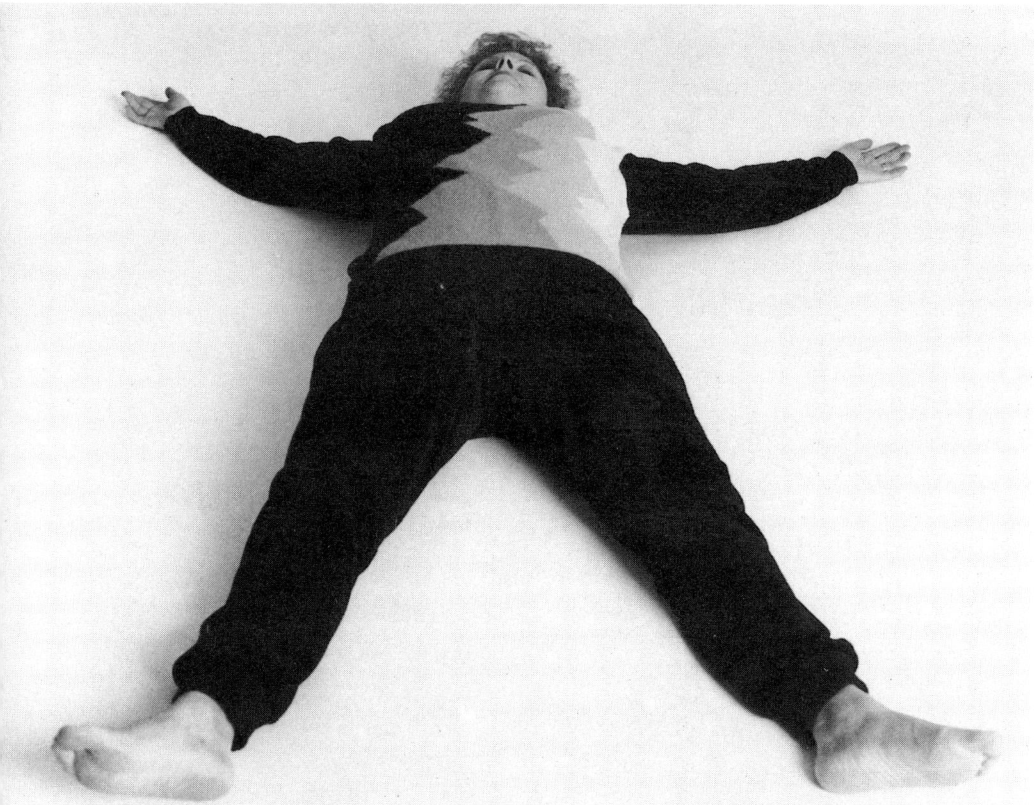

Abb. 7: Spreiz-Dehnungsübung im Liegen

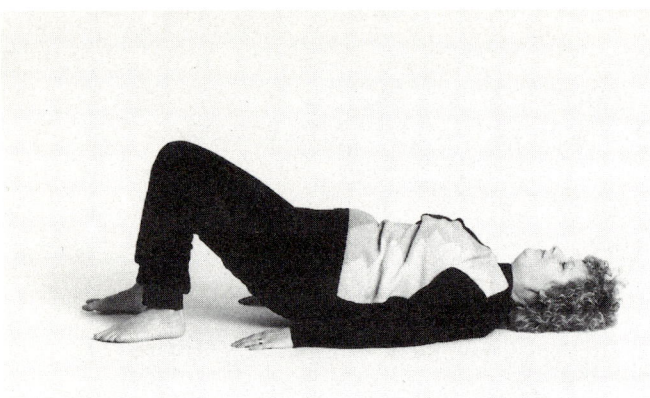

Abb. 8: Kräftigung des Rückens im Liegen, Phase 1

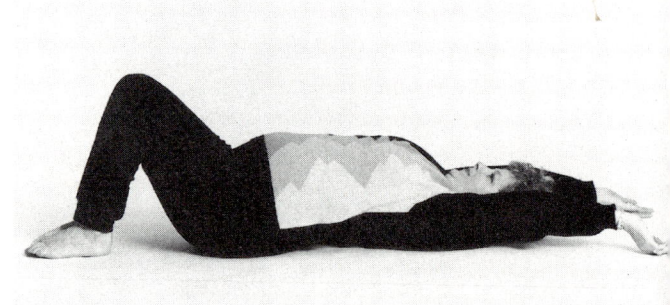

Abb. 9: Kräftigung des Rückens im Liegen, Phase 2

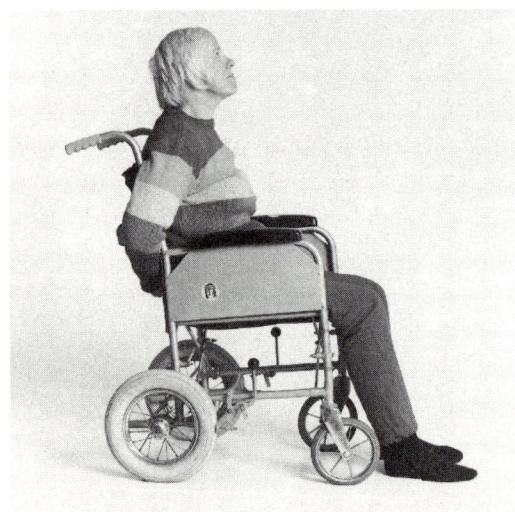

Abb. 10: Kräftigung des Rückens im Sitzen, Phase 1

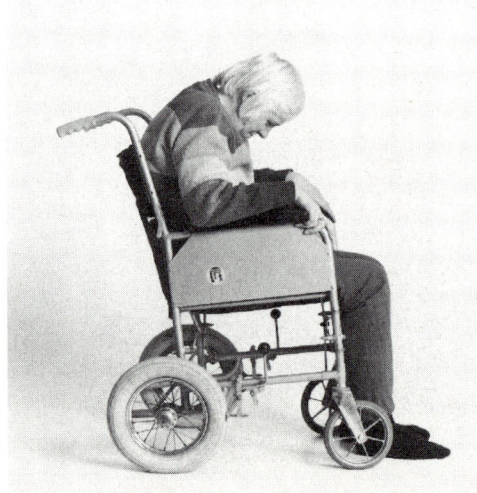

Abb. 11: Kräftigung des Rückens im Sitzen, Phase 2

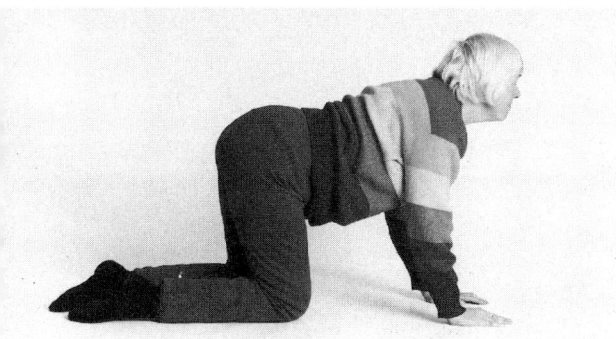

Abb. 12: Kräftigung des Rückens – Katzbuckeln, Phase 1

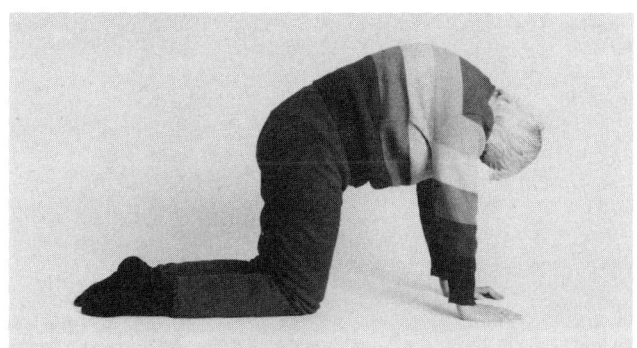

Abb. 13: Kräftigung des Rückens – Katzbuckeln, Phase 2

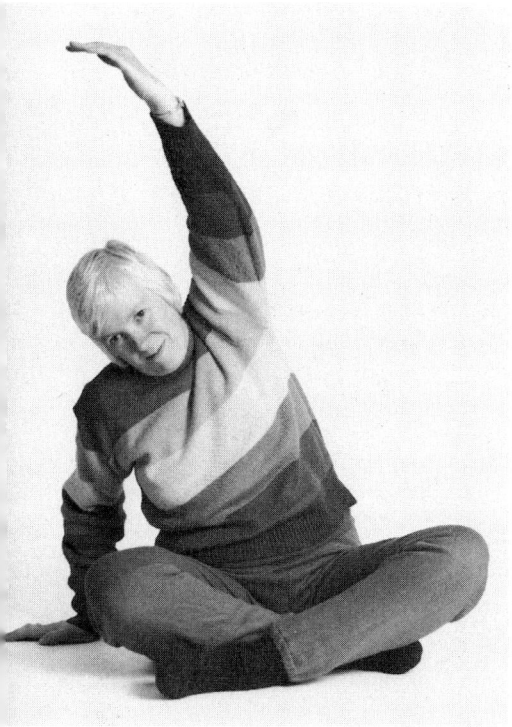

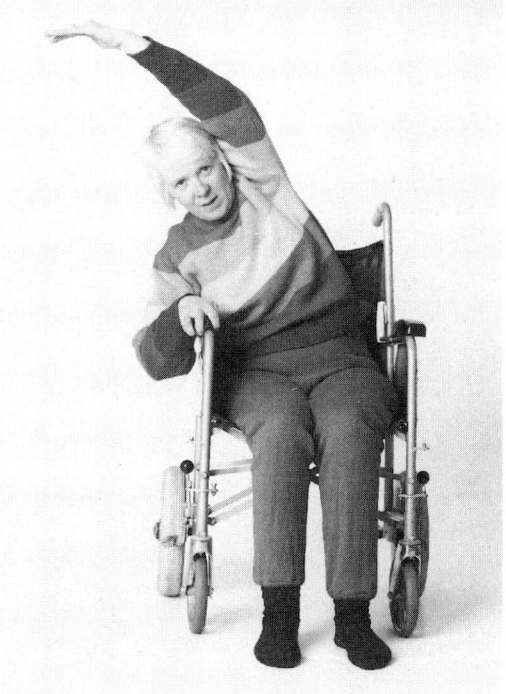

Abb. 14: Seitliche Rumpfbeuge

Abb. 15: Seitliche Rumpfbeuge im Rollstuhl

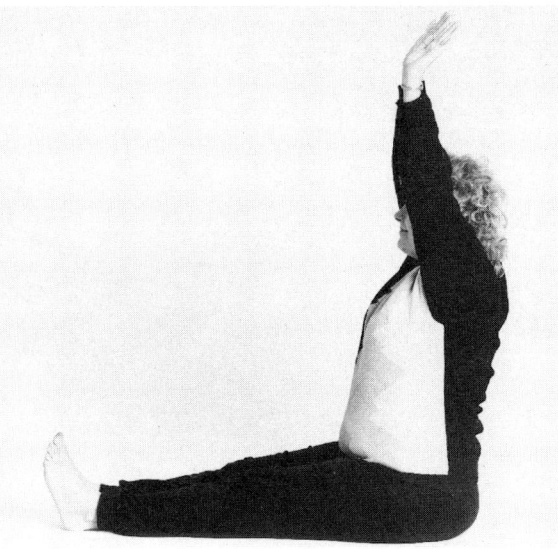

*Abb. 16: Rumpfbeuge vorwärts,
Phase 1*

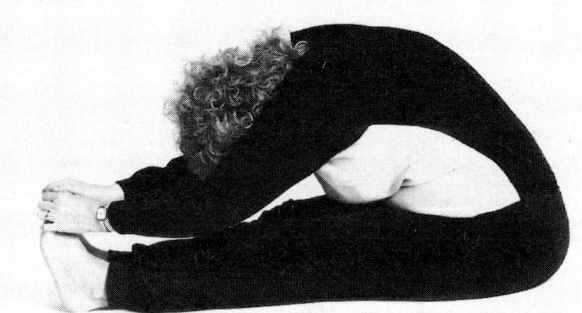

*Abb. 17: Rumpfbeuge vor-
wärts, Phase 2*

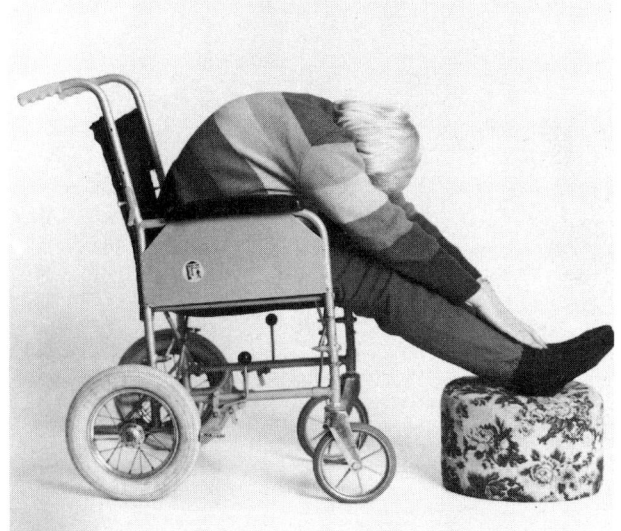

Abb. 18: Rumpfbeuge vorwärts im Rollstuhl

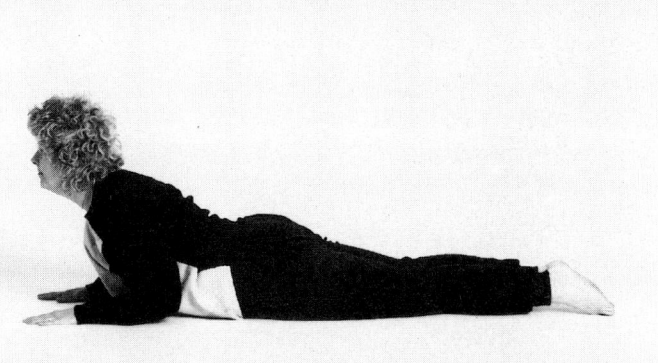

Abb. 19 Rumpfbeuge rückwärts im Liegen

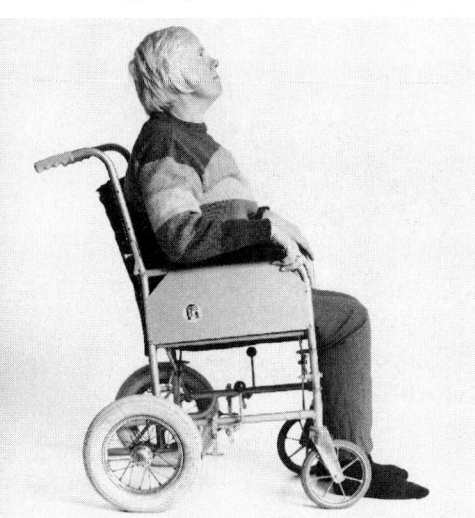

Abb. 20: Rumpfbeuge rückwärts im Rollstuhl

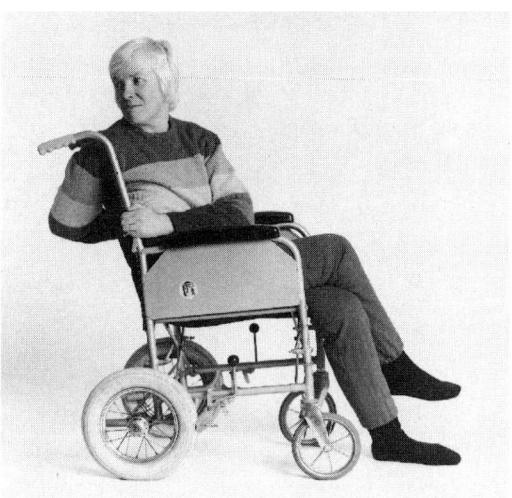

Abb. 22: Drehsitz im Rollstuhl

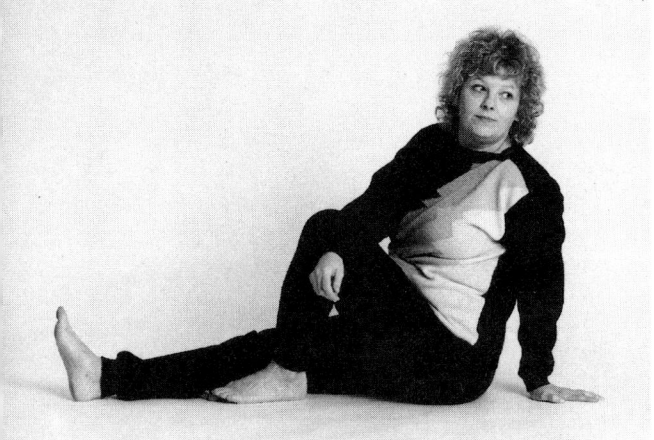

Abb. 21: Drehsitz auf dem Boden

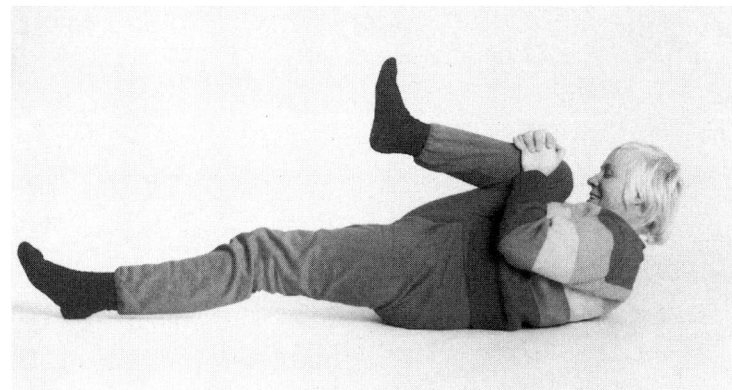

*Abb. 23: Die Bauch-
presse*

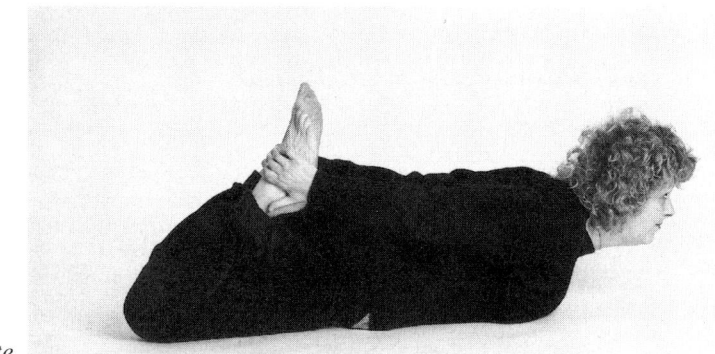

*Abb. 24: Der modifizierte
Bogen*

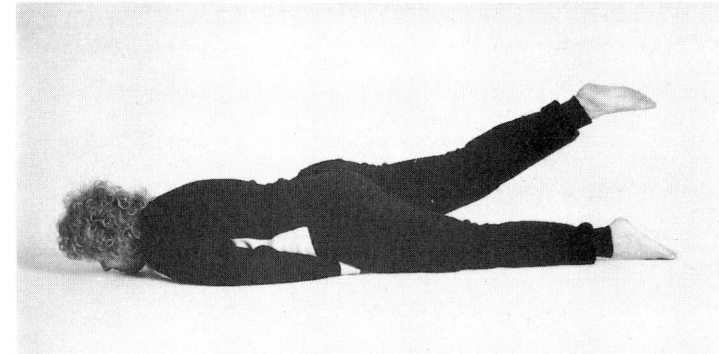

*Abb. 25: Die modifiziert
Heuschrecke*

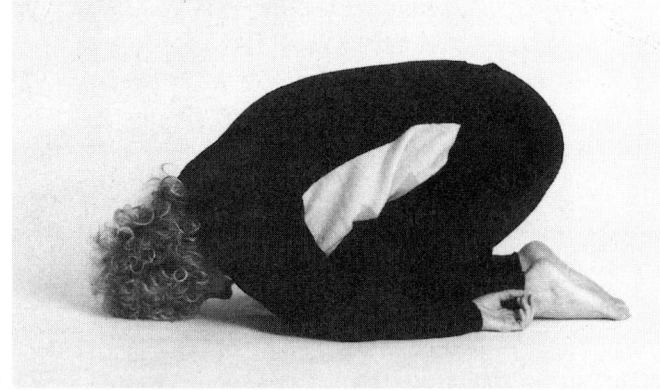

Abb. 28: Fetalhaltung

LITERATURHINWEISE

DEVI, INDRA: Ein neues Leben durch Yoga. Entspannung durch richtiges Atmen. 8. Auflage. Ariston, Genf 1987.

EBERT, D.: Physiologische Aspekte des Yoga und der Meditation. Gustav Fischer, Stuttgart 1986.

KUNZ, BARBARA und KEVIN: Das große Buch der Reflexzonenmassage. Selbstbehandlung an Hand und Fuß. Ariston, Genf 1987.

DR. MURPHY, JOSEPH: Die Macht Ihres Unterbewußtseins. Das große Buch innerer und äußerer Entfaltung. 38. Auflage. Ariston, Genf 1987.

PETERS, U. H.: Wörterbuch der Psychiatrie und medizinischen Psychologie. 2. Auflage. Urban und Schwarzenberg, München 1977.

RÜCKERT, ULRICH: Doktor Natur. Das Lexikon der sanften Medizin. Ariston, Genf 1986.

TÄUBE, A. R.: Die Lotosblüte bekommt Stacheln. Innere Erfahung und Gesellschaft (Klassischer Yoga, indische Mystik). Fischer Taschenbuchverlag, Frankfurt 1987.

VOSS-HERRLINGER: Taschenbuch der Anatomie, Band 1, 18. Auflage. Gustav Fischer, Stuttgart 1985.

Sachregister

A

Ärger 147 ff.
Akzeptanz 18
Angst 18, 36, 76
Asana 85 f., 150 f.
Atemenergiestrom 42
Atemreflex 46
Atemstörungen 38
Atemtechniken 53 ff.,
  61 ff.
Atemübungen 87 ff.
Atemvolumen 41
Atemvorgang 49 ff.
Atmen, energietankendes
  57
  –, entspannendes 53 f.
Atmung 37 ff., 43 ff.,
  80 ff., 150 f.
  – (Beatmung, übermäßi-
    ge) 40
  – (Beatmung, zu schwa-
    che) 41

–, frottierende 69
– (Nasenwechselatmung)
  69 ff.
–, vertiefte 61, 65, 68 f.
– (Vollatmung) 68
aufrechte Haltung 135,
  145 f.

B

Beharrlichkeit 133 ff.
Beherrschung des Geistes
  32, 71
Behinderung, verschiedene
  Formen 26 ff.
Bejahung 18
Berghaltung 68
Beweglichkeit, natürliche
  75
Bewegungsmechanismus
  73 ff.
Bewegungsübungen 85 ff.
Bewußtsein 50

DIE REIHE AKTUELLER SACHBÜCHER

Die Krankheiten unserer Zeit – Erkennen, vorbeugen und heilen
Von Prof. Dr. Dr. med. Leon Kaplan

Unsere Lebensweise macht uns krank – das ist der hohe Preis für Wohlstand und Überfluß, Streß und Reizüberflutung, Bewegungsmangel und Bequemlichkeit. Eine Vielzahl typischer Zeitkrankheiten, die von den Ursachen her behoben oder vermieden werden können, erklärt der international bekannte Arzt Prof. Dr. Dr. med. Leon Kaplan in seinem praktischen Gesundheitsratgeber: Lebensängste, Spannungszustände, Depressionen und dadurch verursachte psychosomatische Störungen · Das totale Ausgebranntsein der seelischen und körperlichen Kräfte · Immer neue Süchte · Migräne und Kopfschmerzen · Schlafstörungen · Allergien gegen alle möglichen Stoffe · Herz-, Kreislauf- und Gefäßerkrankungen. 304 Seiten, Abbildungen, Best.-Nr. 1397.

Doktor Natur – Das Lexikon der sanften Medizin
Von Ulrich Rückert

Die Heilkräfte der Natur, die Selbstheilungskräfte unseres Körpers und unserer Seele werden heute als unentbehrlich für Vorbeugung und Behandlung, Gesundung und Gesunderhaltung erkannt. Bestätigt durch neueste Erkenntnisse der Ganzheitsmedizin, erweist sich der jahrtausendelang gehütete und überlieferte Erfahrungsschatz der Natur- und Volksheilkunde aller Kontinente als echte Alternative und notwendige Ergänzung zur orthodoxen Schulmedizin. Diese naturgemäße, »grüne«, sanfte Medizin hat durchaus ihre Stärken und belastet den Organismus nicht mit unerwünschten Nebenwirkungen. Sie finden in diesem Nachschlagewerk über ein Verzeichnis aller Symptome, Beschwerden und Erkrankungen die geeigneten Behandlungsmöglichkeiten oder auch den Hinweis auf notwendige ärztliche Konsultation. 376 Seiten, 40 Fotos und 22 Zeichnungen, Best.-Nr. 1365.

Vitamine und Mineralstoffe – Die Bausteine für Ihre Gesundheit
Von Ulrich Rückert

Vitamine, Mineralstoffe und Spurenelemente sind lebenswichtige Bausteine für unsere Gesundheit. Ein Mangel kann unter anderem zu Haarausfall, Sehstörungen, Schlaflosigkeit, Hautkrankheiten, vorzeitiger Arterienverkalkung und Herzbeschwerden führen. Wer sich auskennt, ist sein bester Arzt. Das notwendige Wissen vermittelt dieses Buch, das auch ein umfangreiches Tabellarium und Menüvorschläge enthält. 84 Seiten, Best.-Nr. 1301.

Entschlüsselte Organsprache – Krankheit als SOS der Seele
Von Henry G. Tietze

Die moderne Schule der psychosomatischen Medizin hat erwiesen, daß die meisten Erkrankungen seelisch bedingt sind. Gefühle schlagen auf den Organismus, und zwar, wie der bekannte Psychotherapeut H. G. Tietze darlegt, auf bestimmte Organe. Diese Krankheiten können, wenn wir sie als SOS der Seele verstehen, weitgehend vermieden oder geheilt werden. Wie – das zeigt dieses Sachbuch. 272 Seiten, Best.-Nr. 1331.

 ARISTON VERLAG · GENF
CH-1211 GENF 6 · POSTFACH 176

DIE REIHE AKTUELLER SACHBÜCHER

Gesundheitsratgeber
von Dr. med. Willy E. J. Schneidrzik

Allergien – kein Grund zum Verzweifeln!

Wie man sie erkennt, überwindet und vermeidet

Auf Streßbelastung und zahllose Umweltstoffe reagieren immer mehr Menschen mit bedrohlichen allergischen Erkrankungen: mit Atemnot oder Hautekzemen, Fieber oder Schnupfenanfällen, Bauch- oder Kopfschmerzen, Augenbrennen oder Schwindel, Kreislaufstörungen oder Durchfall… Ebenso vielfältig sind die Allergene, die dafür verantwortlich sein können. Dr. Schneidrzik klärt Sie über die komplizierten Zusammenhänge auf und erläutert Ursachen sowie Diagnose- und Behandlungsmethoden. 120 Seiten, 5 Abbildungen, Best.-Nr. 1361.

Nervosität muß nicht sein!

Wie sie sich zeigt und wie man ihr beikommt

Sind Sie nervös? Leiden Sie unter Stimmungsschwankungen, Reizbarkeit, Konzentrationsschwäche, Ermüdbarkeit, Wetterfühligkeit, Kopfschmerzen, Schlaf- und Verdauungsstörungen, Angst- und Erregungszuständen? Dr. Schneidrzik zeigt Ihnen, wie sich diese Spannung abbauen läßt, und empfiehlt natürliche Wege der ganzheitlichen Behandlung wie Kneipp- und andere Wasserkuren, Naturheilmittel, psychotherapeutische Maßnahmen und auch Selbsthilfemethoden. Abhilfe ist jedenfalls erforderlich, da Nervosität als Dauerzustand zu schweren gesundheitlichen Schäden führen kann. 88 Seiten, Best.-Nr. 1309.

Rettender Schmerz

Was Schmerzen uns anzeigen und wie man ihnen sinnvoll abhilft

Der Schmerz ist ein Warnsignal, das uns darauf aufmerksam macht, daß im Körper etwas nicht in Ordnung ist. Er ermöglicht es uns, viele Krankheiten rechtzeitig zu entdecken und zu behandeln. Deshalb ist es ein Fehler, den Schmerz um jeden Preis – und oft mit starken, den Organismus belastenden Medikamenten – abstellen zu wollen. In diesem Buch erfahren Sie, was Schmerzen anzeigen und wie man auch durch Akupunktur, autogenes Training und andere psychotherapeutische Methoden Schmerzen lindern und beheben kann. 88 Seiten, Best.-Nr. 1311.

Rheuma lindern und loswerden!

Endlich wieder schmerzfrei und beweglich

Gehören Sie zu den vielen Millionen Menschen, die unter rheumatischen Beschwerden leiden? Aber Sie werden Rheuma nicht als unabwendbares Schicksal hinnehmen wollen und benötigen Information und Rat – auch zusätzlich zu ärztlicher Behandlung und medikamentöser Therapie. Zu diesem Zweck hat Dr. Schneidrzik dieses Buch geschrieben. Hier wird praktische Gesundheitshilfe angeboten: verständlich und anschaulich, abgestimmt auf die Erfordernisse des modernen Lebensalltags. 120 Seiten, 12 Abbildungen, Best.-Nr. 1363.

ARISTON VERLAG · GENF
CH-1211 GENF 6 · POSTFACH 176